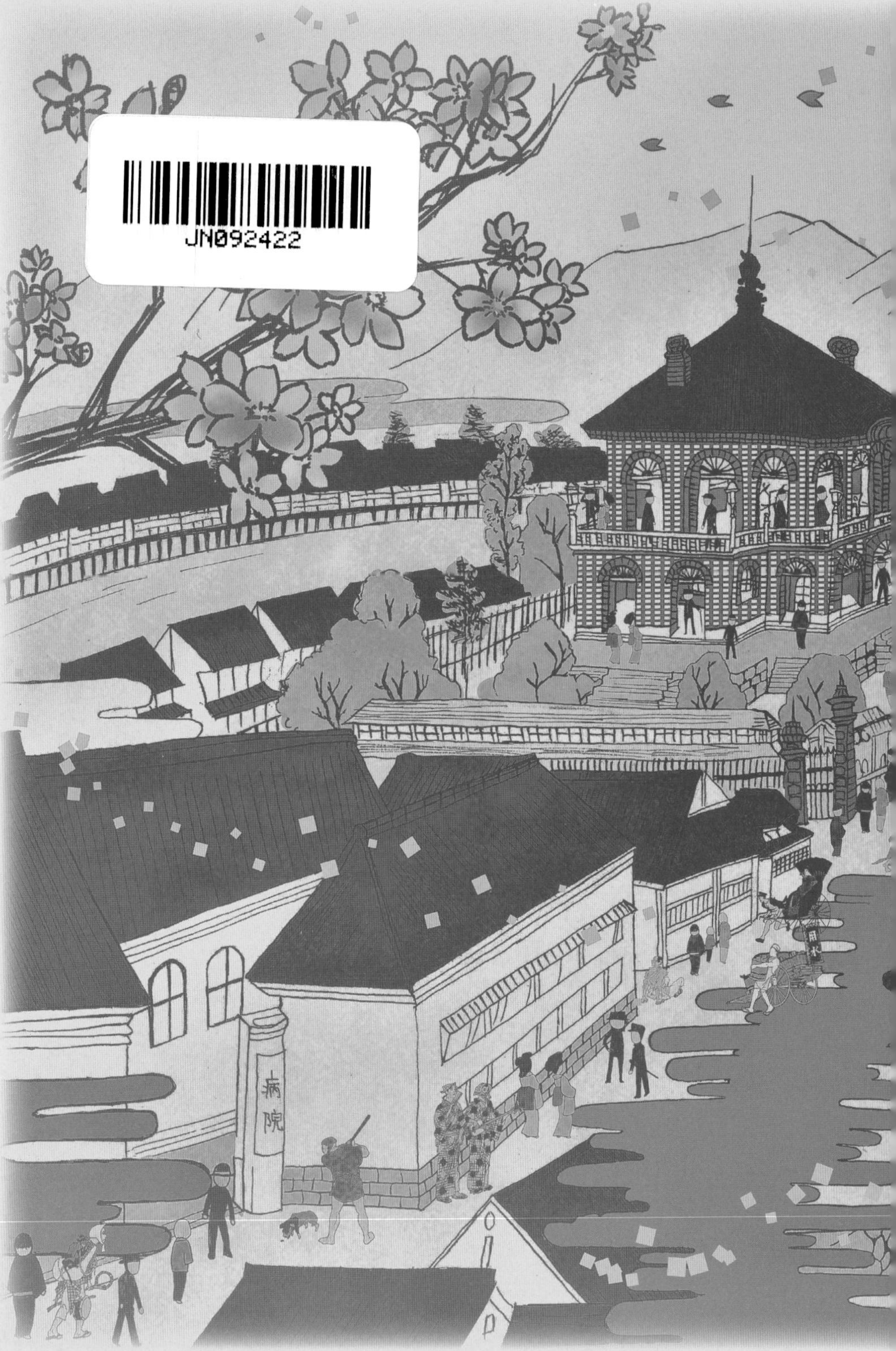
病院

感染症と部落問題

―近代都市のコレラ体験―

目次

序

❶ 本書の目的

新型コロナウィルス感染症の世界的大流行を受けて、わたしたちの生活は大きく様変わりをした。[1] わたしたちは外出時のマスク着用や検温、アルコール消毒を欠かさずに行い、コンビニのレジでは前の人と距離をあけ、必要はあっても移動や集会は中止するようになった。未知のウィルスが怖いからばかりではない。わたしたちは、この社会の冷たさがどんなに冷たいのかを知っている。また、心のなかで肥大を続ける安心と安全に対する欲求に、わたしたちはうまく対処できなくなっている。

わたしたちの社会には、病者に対する偏見と差別が溶けこんでいる。病気になった責任を病者に負わせ、病気の原因を選び取ったのは病者自身であるとつきはなす論理を、わたしたちの社会は持っている。その病気が感染症であったとき、病者を待ち受けるのは、もはや犯罪者同様の扱いである。自分の不注意で感染し、ほかの人にまで迷惑をかけるのかと道徳的に非難する。そして、攻撃対象は拡大し、病者の近くにいた人や病者になりそうな行動の人、病者であるかもしれないのに無自覚にふるまう人々に、排除の魔の手が襲いかかる。[2]

私とあなたが求める安心は、今日も感染症の原因を寄せつけない、他者に非難される可能性がない〈わたし〉であったという自己認識ではなかったか。私とあなたが求める安全は、「感染源」として排除される病者やその周辺の人々と、〈わたし〉のあいだのはっきりとした線引きではなかったか。新型コロナウィルス感染症は始まりでもなければ終わりでもない。この社会の冷たさと、わたしたちの安心と安全に対する歪んだ欲求は、いったいどこからやってきて、どこまで続いてしまうのだろうか。

本書は、このような問題意識を出発点として、感染症の原因を病者の行動歴等に過剰に求めるこの社会が歴史的に形成される過程と、いまなお、わたしたちの目のまえに部落問題が存在することには深いつながりがあることを、明治時代の福岡の経験に基づいて検証する。なぜ、明治時代なのか。それは現在の感染症対策や地域社会における住民の相互監視は、明治時代のコレラ対策を出発点とするからである。なぜ、福岡なのか。それは私の史料調査のフィールドが福岡であったことに関係するが、福岡の事例に基づいて、この問題を分析することの積極的意義については後述する。

姿を変えて鏡を見れば、見慣れぬ姿が映し出されるように、わたしたちの日常が変われば、見慣れぬ歴史が姿をあらわす。多くの人々が「コロナ差別」に関心を抱くいまだからこそ、私は感染症対策と部落問題のかかわりを歴史の鏡に映し出したいと思う。

現在の感染症対策は、急性感染症が猛威をふるった明治時代に誕生した。当時は、明治一三(一八八〇)年に定められた「伝染病予防規則」によって、コレラ・赤痢・腸チフス・痘瘡・発疹チフス・ジフテリアが法定感染症とされた。そして、そのなかで、もっとも強い感染力と高い致死率をほこったのがコレラであった。コレラをはじめとする感染症対策は、明治政府にとっての〈もうひとつの内なる戦争〉であったとされる。日清・日露戦争の戦死者は計一〇万二〇〇〇余人に及んだが、明治期のコレラ病死者数はこれをはるかに上回る三七万三〇〇〇余人であり、コレラ以外の法定感染症の死者数を合わせると一一六万五〇〇〇人に達した。

コレラは、コレラ菌(Vibrio cholerae)によって引き起こされる病気である。感染した患者は激しい下痢や嘔吐をくりかえし、排泄等で汚染された水(たいていは飲料水に下水が混じる)や食物を別の人が口にいれることで感染が拡大する。コレラは、もとはインドの風土病であった。コレラ菌は数千年のあいだガンジス川流域でひっそりと暮らしていた。しかし、一九世紀の都市化と世界貿易の発展をきっかけに、これまでに七回にわたる世界的流行を発生させた。人間の排泄物があふれる都市の出現と、その都市と都市を結ぶ世界貿易の発展によって、コレラは世界中に生息地を広げていった。WHOのファクトシート（二〇二一年二月五日）によれば、コレラは現在でも年間で一三〇万人～四〇〇万人の患者を出している。そして、死亡者は二万一〇〇〇人～一四万三〇〇〇人に及ぶと報告されている。

日本で最初に流行したのは文政五（一八二二）年であった。そして、安政五（一八五八）年には江戸だけで一〇万人から二〇万人の死者を出す大流行に見舞われた。いずれも第一次世界的流行（一八一七～一八二三年）と第三次世界的流行（一八四〇～六〇年）の影響を受けたものであり、安政五（一八五八）年の大流行は、開国したばかりの日本を襲った〈もうひとつの近代化〉の荒波であったとされる。

明治時代になってからは、明治一〇（一八七七）年に最初のコレラ流行に見舞われた。そして、その後は毎年のように流行が起き、明治期を通じて多大な死者が出たことは前述した通りである。

ヨーロッパでは、明治一六（一八八三）年にロベルト・コッホがコレラ菌を発見した。歴史的に見れば、病気は病原体によって人間から人間にうつるというコンタギオン（伝染説）は、一九世紀までは少数派であり、多数派を構成していたのは、淀んだ空気が原因で集団的な疾病が発生するというミアスマ（毒気説）であった。そして、ペッテンコーフェルに代表されるミアスマ（毒気説）を信奉する研究者は、上下水道の整備、塵芥処理、屠場の管理といった衛生学的手法によって、コレラをはじめとする感染症の死亡率を引き下げることに成功していた。

しかし、開国と同時にコレラの流行に遭遇した日本は、都市の環境を整備する時間もなければ財源もなく、衛生学的な予防の意義・効果を確かめることができなかった。にもかかわらず、細菌学研究のすすんだ「学知」は獲得できるという偏りは、都市の生活環境を整備して、いかに病人をつくらないですませるかという研究よりも、病者になった患者をいかに個人的に治療するかという研究を優先させるほうに、日本社会を向かわせた。

部落問題は近世身分制度との連続性を保持するが、旧身分に対する排除・忌避の意識がそのまま部落差別になったわけではない。地域社会において旧身分に対する排除・忌避の意識が受け継がれるなか、近代日本社会の新しい価値観によって、見えないはずの、なかったはずの差異が〈発見〉され、それが固定化・本質化されることによって部落差別は始動した。感染症流行とそれに伴う感染症対策の経験は、安心と安全という衛生に対する飽くなき〈欲望〉を生み出すとともに、被差別部落の差異化をうながす重大な転機をもたらした。

近世社会の旧身分に対する排除・忌避の意識が、近代社会の部落問題として編成される過程と、伝染病の原因を病者の行動歴等に求める社会構造の形成過程には重なり合うところが存在する。本書の目的は、この重なり合うところを紐解くことである。

なお、「感染症」という用語は平成一〇（一九九八）年の「感染症の予防及び感染症の患者に対する医療に関する法律」によるものであり、明治時代は「伝染病」が用いられた。「感染症」と「伝染病」の両方の語が登場する猥雑さを避けるため、ここからさきは「伝染病」で統一する。

❷ 本書の構成

近代日本の伝染病対策は、国家が主導し、警察が主体となって強権的に実施された点に特徴があるとされる。しかし、明治二〇年代前半に限っていえば、医師と地域社会の責任と役割を重くして、警察の手によらずに伝染病予防を行う「自治的予防体制」が志向された時期であった[3]。

明治二二（一八八九）年四月の市制施行によって誕生した全国の主要都市は、明治政府における地方統治の要であった。法令に準拠して医療・衛生行政の機能を整備し、伝染病流行を抑止する都市空間を創り出すことは、地方都市が果たすべき「地方自治」の命題のひとつであった。

新たに誕生した地方都市は、「自治的予防体制」の構築を通じて、「地方自治」の命題を達成することが求められた。そして、そのなかで医師と地域社会は、伝染病対策における指導的役割とその組織的遂行が要請された。福岡市でいえば、明治二三（一八九〇）年のコレラ大流行を出発点として、地方医師会である玄洋医会の指導のもと、福岡市会の議員をメンバーに含む臨時衛生委員会が組織され、臨時衛生委員会—町衛生委員会—衛生組合という医療行政・衛生行政・地域社会を連結する指令系統が構築された。

しかし、警察の手によらない伝染病対策といえば聞こえは良いが、新たな責任と役割を負った地域社会では、住民相互による伝染病予防の監視がはじまった。地方議会では、市内の特定地域を「コレラの温床」と見なし、消毒の攻撃対象とする合意形成が図られた。屠場や塵芥処理場等の公衆衛生施設の都市空間からの排除・移転も、地方議会の決定に基づいて行われた。民間の立場で衛生知識の普及を図った大日本私立衛生会の地方支部は、衛生講話を通じて、「不潔」や「悪臭」を排除する衛生観の形成をはかり、新聞報道は患者を診断した医師や患者周辺の地域住民から情報を収集し、患者の発症前の行動歴や日々の衛生状況、発症後の患者及び患者家族の動向などを報道した。

このように見ると、明治二〇年代前半の「自治的予防体制」は、たしかに警察による強権的な取り締まりは行わなくなったが、どこで患者が発生し、なにが原因でコレラの流行を予防できなかったのかという、患者の発生情報や患者の発症前後の行動歴等への強い関心を生み出す土壌になった。本書では、こうした患者の行動歴等に対する関心を「伝染病患者の可視化という〈欲望〉」と名付けたが、衛生に対する〈欲望〉が渦巻くなか、可視化の餌食となったのは、当時は「新平民」と呼称された被差別部落の人々であった。

「新平民」とは、明治四（一八七一）年八月の賤民廃止令によって、遅れて平民籍に編入された被差別身分の差別的呼称である。当初の意味は「旧穢多」の単なる言い換えという側面が強かった。

しかし、それから約三五年後の明治四〇（一九〇七）年一月二二日、内務省地方局が全国部落状況調査の実施を各府県に指令したときの通達では、「新平民」は次のような性格を持つものとして説明された。

地方ノ或部落ニ対シテ世俗尚ホ「新平民」ナル称呼ヲ用ヒ、一般ニ交通ヲ嫌忌スルノ風ヲ有シ、互ヒニ其融和ヲ見ザルモノアルハ地方ノ発展上ニ於テモ障碍不尠ト存候、由来斯種部落ニ在テハ概シテ其習俗衛生ヲ重ンゼルガ為メ、屡々流行性疾病ノ発生伝播ヲ媒介シ、或ハ嘗テ教育ヲ受ケズ、適当ノ生業ナキ為、犯罪者ヲ出スコト比較的多キガ如シ[4]

ここでは、「新平民」部落は衛生に対する配慮がないため伝染病の流行を引き起こし、教育を受けず、適切な生業もないため、犯罪者を出すことが多いと説明されていることがわかる。「新平民」の語は、明治末期には「旧穢多」の言い換えという当初の意味を大きく超え、近代日本の新しい価値観である衛生・教育・犯罪等において課題性を持つ集団という意味が付与された。

この全国部落状況調査が実施された時期は、被差別部落の呼称をめぐり、「新平民」から「特殊部落」及び「特種部落」への言い換えが、内務省地方局において決定されるまさに過渡期であった[5]。そして、明治四〇年代前半を通じて、「特殊部落」及び「特種部落」の語は、内務省の地方改良事業の奨励によって中央から地方へと流布していった。

小林丈広や安保則夫によれば、「特殊部落」及び「特種部落」の〈名付け〉には、踏み越えることができない境界の向こう側の〈他者〉として、地域社会の枠外に被差別部落を固定化する働きがあり[6]、地域社会は「特殊部落」及び「特種部落」の言葉を得ることで、自らが見出した異質な差異を最も適切に表現する方法を獲得したという[7]。

これらの指摘は、「新平民」から「特殊部落」及び「特種部落」の語の変容は、ある意味では地域社会のニーズに関係するものであったことを気付かせる。明治維新以降、被差別部落をとりまく環境は大きく変容し、被差別部落自体も変貌した。事情は異なるが奈良県で言い換え語を求める動きがあったように[8]、「新平民」の言い換え語を求める素地は地域社会の側にも存在したのである。そして、言い換え語を求めた地域社会にとって、「特殊部落」及び「特種部落」の語の登場は、被差別部落の身の上におこることは、そのほとんどが被差別部落の本質に起因するものであるとして、説明することを可能にさせた。

従来の研究では、「特殊部落」及び「特種部落」の〈名付け〉による差異の本質化・固定化の過程が重視される一方で、「新平民」と呼称された時期の差異化は、どちらかといえば差異が〈発見〉される過程として叙述されてきた経緯がある。そのため、「新平民」と呼称された時期の被差別部落の差異化に、それを本質化・固定化しようとする働きが内在されていたことについては、十分に議論が行われてこなかった。

しかし、被差別部落に対する「異種」認識は、内実の変化を伴いながらも、近世・近代を通貫するかたちで存在した。このことを踏まえると、新たな差異が〈発見〉されるたび、それを被差別部落の本質化・固定化しようとする働きは作動していたと見る必要がある。「特殊部落」及び「特種部落」の語を得ることで、地域社会は〈他者〉として被差別部落を位置づけることに成功したが、この言葉を手に入れる以前も、明確な線引きがうまくいっていなかっただけで、境界の向こう側に被差別部落を位置づけようとする力学は存在したのである。

本書では、このことを検証するために、伝染病対策の展開過程において表出した「新平民」とコレラ流行をめぐる次のような言説の矛盾に注目しようと思う。

内務省地方局の通達に示されたように、「新平民」は衛生に対する配慮がないため伝染病の流行をしばしば引き起こす存在とされた。こうした説明は当時の新聞報道において珍しいものではなく、新聞報道では、コレラの発生源があたかも「新平民」の居住地域であるかのように情報を流布し、「新平民」の衛生に無頓着な暮らしぶりや、病毒を保菌したまま都市を徘徊する姿などが報道された。

しかし、このような烙印づけを行う一方で、医療・衛生行政の関係者はもちろん新聞記者のなかにも、「新平民」の居住地域で実際にコレラが流行することはそれほど多くないと把握する者がいた。そのため、新聞紙面では「新平民」は生活環境が「不潔」であるためかえって身体が強くなったとか、牛肉を食する習慣に関係して病気に対する抵抗力がついたといった理由をならべ、事実と烙印のすり合わせが行われた。[9]

また、明治二七（一八九四）年三月、福岡県で開催された第三回九州医学会では、地元の「新平民」のコレラ感染率の数値を掲げ、「新平民」はコレラに対する特別な免疫を持つ血統であると唱える医師も登場した。「新平民」とコレラ流行をめぐる言説は、誰もがそこに矛盾があることに気が付く可能性を持っていた。にもかかわらず、それが適切に修正されることなく、むしろ取り繕うための論理が重ねられていった。この背景には、いったいどのような力学が存在したのだろう。矛盾した二つの言説は、いずれも「新平民」の本質を物語るものであるという偏見が存在したのではないだろうか。

本書では、このような「新平民」とコレラ流行をめぐる矛盾した言説が生み出された背景を、「自治的予防体制」が志向された明治二〇年代前半の衛生政策との関連のなかで検証し、その矛盾した二つの言説が、どちらも被差別部落の本質を物語るものとして、差異の本質化・固定化が行われる過程を考察する。そのために、本書の各章では次のことを明らかにしていく。

第一章では、福岡市における明治二三（一八九〇）年のコレラの流行・予防の状況を総括的に把握する。新聞報道を見るかぎり、福岡県では、「新平民」の居住地域でコレラが大流行することはなかった。しかし、赤痢の流行とのかかわりを通じて、「新平民」の「病者になりそうな生活や行動」の側面が可視化された。そのため、福岡県においても、コレラに感染するはずの「新平民」という偏見が生み出された。

第二章では、福岡県及び福岡市の衛生政策に大きな影響を与えた玄洋医会という地方医師会に注目して、警察の手によらない伝染病対策の実施過程を明らかにする。玄洋医会の指導のもと、福岡市では臨時衛生委員会―町衛生委員会―衛生組合という指令系統が構築され、医師と地域社会の連携がはかられた。それは住民の相互監視による伝染病予防（摂生・清潔・隔離・消毒）の本格的な始まりを意味するものであった。

第三章では、福岡県及び福岡市において衛生知識の普及に努めた福岡県衛生課長・木戸麟の衛生観や福岡市会の公衆衛生施設をめぐる議論を分析する。新しい地方自治のなかで、「不潔」や「悪臭」を都市から排除する論理はどのように用意されたのか、また、公衆衛生施設の整備・移転はどのように実施されていったのか、その過程を具体的に明らかにする。

第四章では、「病者になりそうな行動の人」「病者であるかもしれないのに無自覚にふるまう人」として「新平民」が注視され、衛生に無頓着な生活や病毒を保菌したまま都市を徘徊する様子などが可視化される過程を明らかにする。部分的ではあるが、近代日本の新しい価値観のもと、「不潔」や「病気」という差異が〈発見〉され、それがあたかも「新平民」の本質的な問題であるかのように語られる出発点をここに見ることができるだろう。

第五章では、福岡県鞍手郡の開業医であり、玄洋医会の重要メンバーであった加来数馬の九州医学会における学術報告に注目して、近代医学を学習した医師による「新平民」の差異化を考察する。「コレラに感染するはずの「新平民」がコレラに感染しない」という言説は、もとより創られた矛盾であったが、加来数馬はこの矛盾に対して、「新平民」はコレラに対する特別な免疫を持つ血統であるためコレラに感染しないという仮説を提示した。この仮説を成り立たせた論理を明らかにする。

なお、本書の引用史料は、読みやすさを重視して、すべて現代語訳を行った。ただし、当時使用されていた差別的表現については、別の表現に置き換えることで新たな問題を生み出すことを考慮して、そのまま使用する。また、悪意を持って現在地を特定されることを避けるため、具体的な地域名は市や郡までの表記にとどめた。

❸ 本書の位置

近代日本の伝染病対策と部落問題という研究領域において、①伝染病対策をきっかけに地域社会において〈発見〉された被差別部落の差異と、②近代医学（科学）の蓄積によって培われた被差別部落を差異化する認識枠組は、どのような位置関係で把握されてきたのだろうか。ここでは、①の研究として安保則夫・小林丈広・友常勉、②の研究として藤野豊、①と②の接近にかかわる研究として黒川みどりを取り上げ、これらの研究の整理を通じて、本書の位置を確認することにしたい。

安保則夫『ミナト神戸　コレラ・ペスト・スラム―社会的差別形成史の研究―』（学芸出版、一九八九年。のちに『近代日本の社会的差別形成史の研究』、明石書店、二〇〇七年として増補）は、神戸を事例に、都市の形成過程における伝染病対策と部落問題の経過を通史的に叙述した。明治二三（一八九〇）年の「消毒的清潔法」の実施は、市内の一部地域が「貧民部落」として把握され、「不潔」かつ「コレラの温床」として監視される契機となった。当初は、「旧穢多」＝「新平民」の居住地区は、「貧民部落」を監視する眼差しのもとで、その暮らしが注視された。しかし、都市内部で「不潔」を排除する意識が醸成され、また明治三〇年代にはペスト流行への対応として、市内の「貧民部落」が焼却され、神戸市周縁の「新平民」部落に押し付けられることによって、その眼差しに逆転が生じたという。新たに形成された地区は、もはや「旧穢多村」でも「新平民村」でもなく、「特殊部落」という言葉で語るのがもっともふさわしいものへと様変わりし、当該住民の不潔・怠惰・悪徳等は、「特殊部落民」の本質として説明されるようになった。

小林丈広『近代日本と公衆衛生—都市社会史の試み—』(雄山閣出版、二〇〇一年)は、京都を事例に、衛生政策の意思決定過程や市部と郡部における「貧民部落」認識のズレといった問題の分析を行いながら、伝染病対策と部落問題の経過を考察した。京都の場合も、明治二三(一八九〇)年の「消毒的清潔法」の導入に伴い、市内の一部地域を「貧民部落」として問題化する手法がとられた。小林はそこに伝染病流行の原因を特定地域に押し付け、その地域に対する差別意識の活性化こそが伝染病予防の有効な手段であるという地方の衛生行政の判断が存在したと見ており、「新平民」に対する旧い差別意識もこの一貫として動員されたという。「貧民部落」の表象は、市部では衛生や治安といった都市問題を集約する表現であったが、郡部では「旧穢多」＝「新平民」の異質性を表現する語であった。そして、明治四〇年代以降の都市政策のなかで「貧民部落」は解体され、市内の「貧民」は京都市周縁の「新平民」部落に移住した。小林の見立てでは、市部と郡部の「貧民部落」認識のズレを包括する概念が地域社会で必要とされ、それが「特殊部落」に結びついた。

友常勉「明治期の衛生政策と東京の被差別部落(上・下)」(『解放研究』第八・九号号、一九九五年三月・二〇〇〇年三月)は、東京を事例に、衛生政策を受容する民衆の側の論理に注目して、伝染病対策と部落問題のかかわりを考察した。友常が重視したのは、隔離と消毒を軸とする伝染病予防にたやすく懐柔される側面を持つ民衆意識の在り様であった。屠場や火葬場といった公衆衛生施設の排除・移転は、政策側の論理を追えば「不潔」を排除する衛生観の反映となるが、民衆側の論理を追えば、異質なものの排除・追放を求める民衆意識がそこに浮上する。友常の論考は、伝染病対策と民衆意識の接合点における被差別部落の排除という問題把握の在り方を新たに提起した。「特殊部落」という言葉については、被差別部落に対する「異種」認識が近世・近代を通貫的に存在することを前提に、近世からの種姓的観念が、近代の「文明―野蛮」の観念のなかで再編成され、より暴力的な言説としてエリートから民衆に投げかけられたという見立てを示した。

安保・小林・友常の研究は、都市を舞台に伝染病対策と部落問題のかかわりの考察したものであり、本書はこれらの研究に共通した問題意識を持つものである。伝染病対策の展開過程において、都市部の「新平民」は、いったんは「貧民部落」を監視する眼差しのもとで把握された。しかし、「貧民部落」の実体が喪失され、また「新平民」はその表象にそぐわない差異が〈発見〉されるなかで、地域社会は新たな表象としての「特殊部落」の語に出会い、この語を使用したというのが基本的な枠組みといえる。

しかし、本書の舞台となる福岡は、当時は地方の中堅都市であり、安保・小林・友常が対象とした神戸・京都・東京といった大都市とは大きく性格が異なっている。なによりも福岡では、明治期を通じて、「貧民部落」として把握されるような大規模な都市下層社会が形成されることはなかった。したがって、伝染病対策をきっかけに、「新平民」は「貧民部落」を監視する眼差しのもとで把握されるといった枠組みは、福岡の場合にはあてはまらない。しかし、このことは、福岡の場合は「新平民」を取り巻く言説を分析することが、そのまま被差別部落を境界の向こう側に位置づけようとする力学構造を検証することに繋がることを意味している。

なお、コレラ流行のたびに「新平民」を危険視する世論が登場する一方で、実際には「新平民」の居住地域で流行することがほとんどといってなかったという矛盾について、当時の新聞報道が気付いていたことに安保と小林はわずかではあるが触れている。このうち小林は、牛肉を食する習慣のために身体が強壮になったと述べる新聞記事を引用し、「こうした説が流布したのは、旧「えた」村でコレラが流行しなかったという事実を、旧「えた村」が異質なものであるという偏見を変えぬまま説明できるからであろう」[10]という指摘を行っている。

藤野豊「被差別部落」(『日本通史　第十八巻　近代三』、岩波書店、一九九四年)、「部落問題と優生思想」(『部落解放研究』第一〇〇号、一九九四年)、「特殊部落」観克服の模索」(『部落問題研究』第一二八号、一九九四年)は、現在でこそ明治四〇年代前半以降に成立した「特殊部落」認識の立場からそれ以前の言説を分析する傾向を含んでいるように感じられるが、科学的人種主義による部落問題の把握を展望したという意味では先駆的な意義を持つ。特に、藤野が取り上げた杉浦重剛『樊噲夢物語―新平民回天談』(一八八六年)は、社会的ダーウィニズムの立場から「新平民」の身体の〈特殊性〉を優位なものとして述べたものであり、本書第五章で分析する在村医師・加来数馬による「新平民」の差異化の論理構造と類似点が見られる。

ただ、社会的ダーウィニズムの影響のもと被差別部落の異民族起源説はさかんに唱えられるようになったという藤野の見解に対して、上杉聰「近世―近代部落史の連続面について―部落の「異民族起源説」と用語「特殊部落」発生の再検討―」(北崎豊二編著『明治維新と被差別民』、解放出版、二〇〇七年)は、「部落の異民族視を近代特有の差別意識」[11]として把握することに異議を呈している。中世・近世・近代における被差別部落の起源論を検証した上杉によれば、「異民族起源説そのものは中世から近代まで、大枠において一貫している」[12]、「異民族説そのものが歴史通貫的であった」[13]という。

黒川みどり『異化と同化の間―被差別部落認識の軌跡―』(青木書店、一九九九年。のちに『被差別部落認識の歴史―異化と同化の間―』、岩波書店、二〇二一年として再版)、『創られた「人種」―部落差別と人種主義―』（有志舎、二〇一六年）は、部落史研究において、最初に人種主義として部落問題を把握する視座を提示したものであり、①と②の接近という問題は、人種主義として部落問題を捉える通史的な叙述のなかで取り扱われた。黒川による問題提起をきっかけに、近代の「異種」認識と前近代から存在した「異種」「種姓」の言説にはどのような点に違いがあるのかという問題は、近代部落史の重要なテーマのひとつとなった[14]。

人種主義としての部落問題の把握とは、見えないはずの、なかったはずの生物学的、外観的な特徴が〈発見〉され、被差別部落の人々の差異を固定化・本質化する過程は、「人種」による人間の分類の語りと同様の構造を持っているという把握の仕方である。したがって、伝染病対策のなかで〈発見〉された被差別部落の「不潔」や「病気」は、それ自体が近代の「異種」認識の構成要素であり、これらを用いる言説のなかに、本質化・固定化する働きはないかを検証することが、人種主義として部落問題を位置づける基礎作業になる。

しかし、問題提起を行った側の黒川の考えはそうではなく、「被差別部落に対する不潔・病気、さらにはそうした実態認識のうえに人種起源説が加わることによって異種との標識が形成」[15]というように、「不潔」と「病気」は「実態認識」とされ、これとは別に「人種起源説が加わる」という条件を重視する。また、ほかの箇所でも、「それ（貧困・不潔・病気＝引用者注）に「人種起源説」に由来する「異種」との認識が加わって、しだいに部落と部落外との間に恒久的線引きができあがった」[16]と述べ、「異種」認識は「人種起源説」に由来するという見解がはっきりと示されている。

このように見ると、黒川による人種主義としての部落問題の把握は、「人種がちがう」という直接的な語りの合流が、黒川の意図はともかく、結果として重視されていると判断する必要が出てくる。そして、近代の「異種」認識の構成要素として分析対象に成り得る「不潔」と「病気」は表層的な問題とされ、また「人種」の直接的な語りとは結局のところ異民族起源説にほかならないことから、黒川の人種主義としての部落問題の把握は、近代の「異種」認識＝異民族起源説に回収されることになる。黒川の見解は、しばしば峯岸賢太郎や鈴木正幸が行った議論につながりがあるように見えると指摘されるが[17]、それは以上のことが理由であると考える。

先にも述べたように、福岡の場合は、「新平民」を取り巻く言説を分析することが、そのまま被差別部落を境界の向こう側に位置づけようとする力学構造を検証することにつながる。本書では、「不潔」と「病気」はそれ自体が「異種」認識を構成する重要な要素であるという理解のもと、旧身分に対する排除・忌避の意識が、新しい価値観のもとでこれらの要素に再編され、「新平民」の本質として語られていく歴史的過程を検証する。

コラム① 本書の表紙について

本書の表紙は、福岡市博物館所蔵「九州沖縄八県聯合第五回福岡共進会場之図」をリメイクしたものである。原画の作者は浮世絵師の一徳斎高清、明治二〇年前後の福岡で活躍した。

明治二〇（一八八七）年春、九州沖縄八県の持ち回りで開催する共進会の第五回が福岡県で開かれた。開催地は東中洲。江戸時代の終わり、福岡藩の精錬所などの西洋科学施設が置かれた場所である。手前を流れる那珂川の西中島橋のたもとには石垣がある。かつて城下町・福岡と商人の町・博多を隔てた枡形門（ますがたもん）である。共進会の翌年、福岡区長・山中立木の指示で枡形門は撤去され、福岡と博多の一体化が進められた。

中央に見える白壁の二階建ての西洋風建物は、共進会の本部である。共進会終了後、この建物は福岡市会の議事堂として、明治二四（一八八一）年六月まで使用された。本書の第一章で検討した明治二三（一八九〇）年の伝染病予防費や消毒的清潔法の実施をめぐる議論は、この建物のなかで行われた。

左下の白い建物は、精錬所跡地に建つ福岡病院である。福岡病院は、当時は県立福岡医学校附属病院であり、福岡医学校の廃校と同時に福岡病院に再編された。この背景には、病院を存続させようという県内の開業医たちや福岡県衛生課長・木戸麟の強い要請があった。玄洋医会の本部もここに置かれ、定例会が開催された。大日本私立衛生会福岡支部の例会の会場となることもあった。

明治政府の殖産興業政策において、共進会や博覧会は極めて重要なイベントであった。各府県の産物・製品を集めて展覧し、その優劣を品評する共進会は、当時の人々にとって、明るい未来を展望させる日本近代化の陽の側面であっただろう。

しかし、伝染病流行の恐怖はすぐ近くにまで忍び寄り、また、急速な近代化のなかで生活基盤を失い、貧困に苦しむ人々が、生きる糧を求めて福岡市にやってきた。リメイクした本書の表紙には、もとの絵には描かれるはずのない近代化の陰の部分を象徴したり、関係したりする人々を描き加えている。

新たに描いた人々のモデルは、昭和二八（一九五三）年から三〇（一九五五）年頃から、記憶をたよりに明治時代の博多を描きはじめた祝部至善（明治一五年生まれ）の風俗画である。祝部至善は、尋常小学校卒業後、一徳斎高清に師事している。

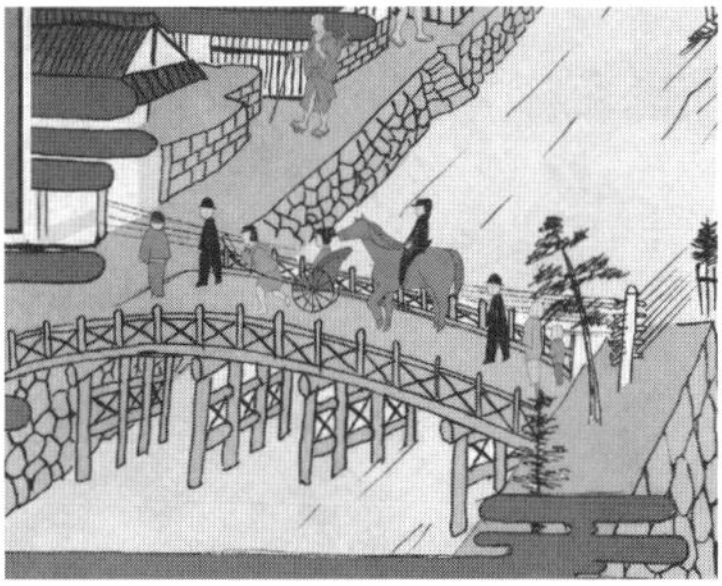
①西中島橋と桝形門

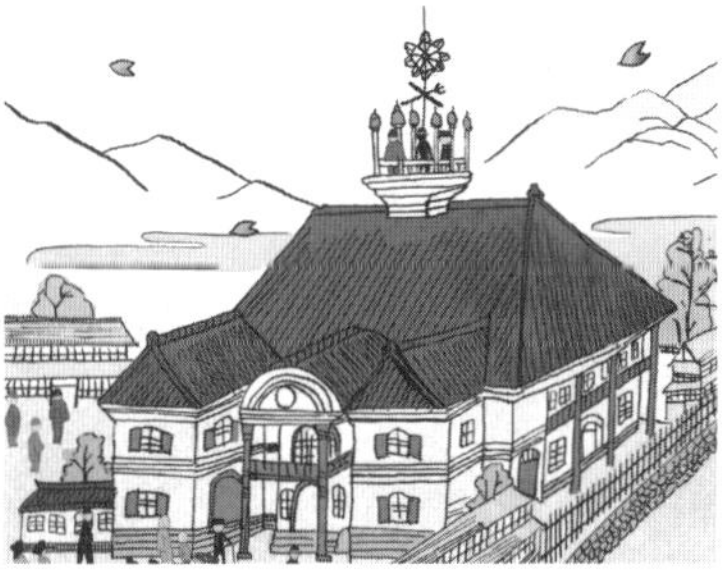
②共進会本部
（のち福岡市議事堂）

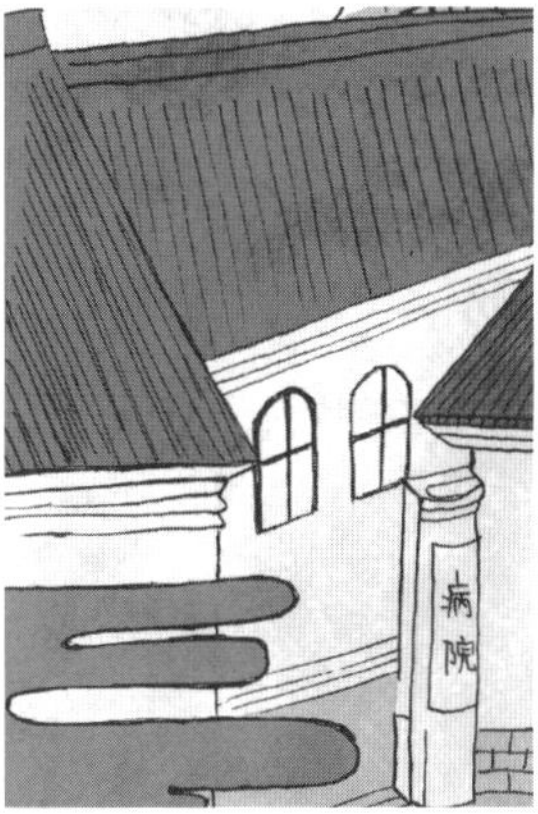

③福岡病院

【参照文献】　井上精三『博多郷土史事典』、葦書房、一九八七年。

第一章

伝染病流行と地方都市

はじめに

明治二二（一八八九）年四月の市制施行で誕生した新しい自治制に基づく地方の主要都市は、明治政府における地方統治の要であった。法令に準拠して医療・衛生行政の機能を整備し、伝染病の流行を予防する都市空間を創り出すことは、地方都市が地方の実情にあわせて達成することが求められた「地方自治」の命題のひとつであった。

明治二三（一八九〇）年一〇月一一日、内務省は訓令六八八号「伝染病予防心得書」を示し、地方の主要都市に対して、伝染病の発生源になりそうな地区を「貧民部落」として把握し、その「貧民部落」への「消毒的清潔法」の実施を指令した[1]。「消毒的清潔法」とは、伝染病の流行がはじまってから具体的な病毒を標的として対処する「消毒法」と、病毒がまだ侵入していない地域への予防策である「清潔法」の二つを結合したものである。

地方都市では、「不潔」という曖昧な指標のもと、伝染病の発生源になりそうな地区を特定して、予防的に消毒を実施することが求められた。「貧民部落」に対する「消毒的清潔法」の実施は、地方都市の医療・衛生行政にとって、都市の空間的な分割を行い、そのうちの一方を消毒の攻撃対象として編成する分岐点であった。

本章では、福岡県及び福岡市の伝染病流行・予防の概要、福岡市会における「消毒的清潔法」をめぐる議論、地域社会の動揺などについて分析し、福岡市会では「消毒的清潔法」の実施をめぐってどのような議論を行い、これを遂行する論理を形成したのか、また、地域社会ではどのような性格の地域が「コレラの温床」

として〈発見〉されたのかを考察する。

福岡市は戸数九六五〇戸、人口五万一六三九人、福岡・博多両町を中心に春吉村・犬飼村・堅粕村・鳥飼村の一部を取り込んで明治二二（一八八九）年四月の市制施行で誕生した。西に武士の町・福岡、東に商人の町・博多があり、博多東端を区切る川を越えた先に松林があった。その松林のなかに、松本治一郎や井元麟之の出身地を含む三つの「新平民」の村落が二～三キロメートルの距離を隔てて存在した。また、市内には博多東端の河口付近に屠牛場があり、博多港の隣接地区には都市下層社会の形成が見られた。

毎年のように伝染病が流行し、その対策として隔離・消毒を軸とする伝染病予防が行われるなか、「新平民」の村落や屠牛場の所在地、都市下層社会を胚胎する地域はどのように把握されていたのだろうか。本章では、福岡市の医療・衛生政策とのかかわりに注目しながら検証することにしたい。

❶ 流行・予防の概要

明治期の福岡県における消化器系伝染病の被害状況を示したものが【表1】である。これによると、コレラ・赤痢の患者発生数は明治二三（一八九〇）年がもっとも多く、赤痢は同二三（一八九〇）年から同二七（一八九四）年にかけて、毎年約一万人以上の患者を出していたことがわかる。

民間の立場から衛生思想の普及を行い、政府の衛生政策の協賛を図ったことで知られる大日本私立衛生会は、機関誌『大日本私立衛生会雑誌』のなかで明治二三年（一八九〇）の福岡県におけるコレラ・赤痢の流行状況を次のように記している。

本年に限り、どうして我が同胞はこれほど多くの災害を被るのだろうか。春からの天候不順は米価の非常な暴騰を招き、道端では餓死する者がいる。ようやく天候が回復し、米価も下がると思った矢先、長崎でコレラが発生した。コレラはたちまちのうちに九州地方や中国地方に広がり、大阪・東京にまで波及した。全国で予防に取り組むなか、暴風があり、洪水があり、潮津波があった。あたかも世界の凶災を日本一国が引き受けるかのような状況のなか、いま赤痢流行の報告がはいった。福岡県では六月一二日に初発患者が発生し、同二七日には患者一万一二五八人、死者一六七七人に達したという。赤痢の流行地は、主に明治二二年の洪水の被害地と重なる。コレラと赤痢の流行に襲われた福岡の惨状は想像に堪えない。[2]

【表１】福岡県における消化器系伝染病の被害状況

	コレラ			腸チフス			赤痢		
	患者	死者	死亡率	患者	死者	死亡率	患者	死者	死亡率
明治 14 年	667	457	68.52	652	198	30.37	830	182	21.93
明治 15 年	207	147	71.01	518	160	30.89	203	51	25.12
明治 16 年	71	50	70.42	660	178	26.97	789	218	27.63
明治 17 年	47	27	57.45	755	203	26.89	880	229	26.02
明治 18 年	557	389	69.84	1357	345	25.42	1329	358	26.94
明治 19 年	1621	1138	70.2	1374	316	23	580	140	24.14
明治 20 年	84	54	64.29	2067	462	22.35	1279	242	18.92
明治 21 年	90	55	61.11	1363	282	20.69	1980	434	21.92
明治 22 年	96	62	64.58	1322	325	24.58	1725	404	23.42
明治 23 年	3558	2726	76.62	1444	384	26.59	25279	4742	18.76
明治 24 年	1947	1463	75.14	2066	474	22.94	11441	2382	20.82
明治 25 年	94	94	100	1425	342	24	12311	2670	21.69
明治 26 年	112	57	50.89	1173	249	21.23	9819	2092	21.31
明治 27 年	97	69	71.13	1345	283	21.04	9168	1677	18.29
明治 28 年	2128	1464	68.8	1589	391	24.61	2318	466	20.10
明治 29 年	107	60	56.07	1140	267	23.42	1448	336	23.20
明治 30 年	74	39	52.7	776	201	25.9	864	173	20.02

※福岡県立図書館所蔵『福岡県統計書　複製版』明治一五年～明治三〇年に基づいて作成。

コレラと赤痢はどちらも危険な病気であったことにかわりはないが、大きな相違点はその死亡率にある。コレラの死亡率は約七〇%と高く、発症してから死に至るまでの時間も極めて短い。近代日本においてコレラは発症と同時に死の覚悟を迫られる病気であった。一方、赤痢は死亡率が約二〇%とコレラに比べるとかなり低く、症状も緩慢であった。ただ、回復までに四週間以上の時間がかかるため、かえって赤痢の流行は長期化した。

明治二〇年代前半の伝染病対策は、短期間のうちに多くの命を奪い去るコレラ予防が中心であった。全国的な動向を見ると、コレラによる患者数及び死者数が最も多いのは明治一二（一八七九）年であり、この年は患者一六万二六三七人、死者一〇万五七八六人を記録した。[3] 九州への侵入は、初発患者が愛媛県で三月に発生した後、同地住民が大分県へ湯治に出かけたことをきっかけとする。そして七月には長崎港からの侵入もあり、被害は九州全域に拡大した。

統計史上二番目の患者数一五万五九二三人、死者数一〇万八四〇九人を記録したのが明治一九（一八八六）年のコレラ大流行であった。この年の流行は、前年の流行に連続するかたちで引き起こされたとされる。福岡県では明治一八（一八八五）年に福岡区博多部東端の河口付近の町で一一人がいっせいにコレラに感染し、本県で最初の交通遮断法が実施された。[4] 地域住民は、近くに屠牛場があることが原因でコレラが流行したと騒いだ。[5]

コレラの発症数は、明治一九（一八八六）年をピークとして、その後、全国的には減少傾向を示すようになる。同二三（一八九〇）年の全国被害状況は、同一九（一八八六）年の四分の一程度であった。

しかし、福岡県の場合はこの年の被害がもっとも大きく、「コレラ及び赤痢の蔓延は、明治初年以来の未曾有の事態にして、多額の市費を要した」[6]と記録されるように、市制施行直後の福岡市の財政を大混乱に追い込んだ。さらに翌二四(一八九一)年も、全国の患者数は減少傾向にあるなか、福岡県では同一九(一八八六)年を上回る患者一九四七人、死者一四六三人が発生した。

当時の新聞を見ると、明治二三(一八九〇)年六月二〇日、福岡県で最初のコレラ患者が発生した時点で、新聞報道は本年のコレラ流行の被害が深刻なものになる可能性を持っていると伝えていたことがわかる。

コレラは早くも福岡県に攻撃をはじめた。福岡県は昨年の大洪水のあとであり、また米価騰貴の時期であり、衛生や食物等の摂生には最も注意を要する。しかし、日々の生活に苦しむ細民には、その注意を払う余裕はない。悪病が流行すれば、大変なことになる。いまのうちに十分に予防する必要がある。[7]

この記事は、コレラ・赤痢大流行の約一ヶ月前に書かれたものである。前年の洪水被害や米価高騰の影響に触れながら、伝染病の予防上、食物の摂生には十分に注意をする必要があるが、その日の飯を食うことがやっとであった「細民」にとって、それは難しいことであるという。そして、このうえ悪病が流行すれば大変な事態になると呼びかけていることがわかる。

福岡市におけるコレラ・赤痢の流行状況を見ると、六月二〇日、福岡部で市内最初の赤痢患者が発生した。[8]そして、赤痢は同月末までに六名の患者を出し、七月には八一名の患者を発生させた。一方、コレラは七月一七日に博多部で最初の患者を出し、その後、博多北部を中心に拡大、同月末までに一八名の患者を発生させた。

この期間の行政の対応は、次の通りであった。七月二一日、監獄避病院の借用とあるのは、このときすでに患者を隔離・治療する病室が足りなくなっていたからである。そのため、同二四日、福岡市会は第二避病院の設置を県庁へ上申する。このときに誕生した避病院が、のちに「カンタニー氏皮下注射器」による食塩液注入の治療が集中的に行われるコレラ専門の第二避病院である。

七月七日　　博多港船舶検疫の開始
七月一六日　赤痢患者のため便物運搬夫常置
七月二一日　監獄避病院を借用（病床不足を補うため）
七月二二日　避病院に臨時雇員を一名配置、市役所に臨時雇員を一名配置
七月二四日　検疫所附属病院（第二避病院）の設置を県へ上申
七月二五日　臨時衛生係（市職員五名）を設置、宿直開始
七月三〇日　患者運搬夫五名を配置

しかし、コレラ及び赤痢の流行は、行政の予測をはるかに上回る速さで進行した。【表2】は福岡市内の月別患者発生状況を示したものである。赤痢は八月と九月に二〇〇名を超える患者を出し、一〇月になってもなお五四名の患者を出した。一方、コレラは八月に一八一名、九月に五八名の患者を出した。

【表2】月別患者発生状況
（福岡市、明治23年）

	コレラ	赤痢
6月	0	6
7月	18	87
8月	181	205
9月	58	269
10月	0	54
11月	0	9
12月	0	1
計	258（203）	631（150）

※福岡市役所編『福岡市誌』、積善館、明治二四年に基づいて作成。
（　）内は、死者数。

八月一日以降における患者現数及び避病院への入院患者数を示したものが【表3】である。患者現数とは、その日に存在した患者数のことであり、ここでは五日ごとの期間に区切り、その期間で最も多くの患者が現存した日の記録とその日付を示した。

傾向としては、病勢が激しさを増していく八月一日から同二五日にかけては五日間のうちの末日が最高値を示すことが多かったのに対し、病勢が徐々に衰退してく同二五日以降は、おおむね五日間のうち初日が最高値を示すようになっていく。また、患者現数と避病院への入院数を見比べると、コレラはほぼすべての患者が入院させられたのに対し、赤痢は入院患者の何倍もの患者が入院することなく自宅療養であったことがわかる。このことは、コレラ患者には隔離が徹底して行われたのに対し、赤痢患者にはそこまで手が回らなかったことを示している。ただ、新しい避病院の建設に伴い、九月中盤以降は五〇名を超える赤痢患者も隔離・治療できるようになった。

【表３】コレラ及び赤痢の患者現数及び入院患者数（福岡市、明治23年）

	コレラ		赤痢	
	患者現数	入院患者数	患者現数	入院患者数
8/1 ～ 8/5	11 (8/5)	8 (8/5)	49 (8/2)	13 (8/2)
8/6 ～ 8/10	13 (8/10)	10 (8/10)	56 (8/10)	11 (8/8)
8/11 ～ 8/15	22 (8/15)	19 (8/15)	71 (8/15)	11 (8/11)
8/16 ～ 8/20	24 (8/17)	21 (8/17)	89 (8/20)	13 (8/19)
8/21 ～ 8/25	36 (8/25)	34 (8/25)	101 (8/25)	18 (8/25)
8/26 ～ 8/31	39 (8/28)	37 (8/29)	124 (8/31)	19 (8/31)
9/1 ～ 9/5	30 (9/3)	29 (9/4)	168 (9/4)	33 (9/5)
9/6 ～ 9/10	25 (9/7)	24 (9/7)	178 (9/8)	42 (9/10)
9/11 ～ 9/15	19 (9/11)	16 (9/11)	183 (9/11)	56 (9/14)
9/16 ～ 9/20	15 (9/16)	15 (9/16)	158 (9/16)	56 (9/16)
9/21 ～ 9/25	12 (9/21)	11 (9/21)	117 (9/21)	46 (9/21)
9/26 ～ 9/30	7 (9/27)	6 (9/27)	102 (9/27)	36 (9/27)
10/1 ～ 10/5	4 (10/1)	4 (10/1)	89 (10/1)	25 (10/1)
10/6 ～ 10/10	2 (10/6)	1 (10/6)	60 (10/6)	23 (10/6)
10/11 ～ 10/15	1 (10/11)	1 (10/11)	53 (10/11)	21 (10/11)
10/16 ～ 10/20	0 (10/16)	0 (10/16)	35 (10/16)	15 (10/16)

※福岡市役所編『福岡市誌』、積善館、明治二四年に基づいて作成。

次に、八月以降の行政の対応を見ることにしたい。ここでは、①患者の隔離・治療（避病院増室・医学士の避病院巡視・患者運搬の工夫・出張所への医師配置・避病院への巡査配置など）、②清掃及び消毒の実施（大掃除の実施と検査・下水溝への石灰投入や各町への石灰配布・患者宅の再消毒など）、③衛生の「自治」組織である臨時衛生会や衛生組合の発足などが、どのような時間的な順序で行われたのかを確認することができる。なお、福岡市役所編纂『福岡市誌』（積善館、明治二四年）に基づいて作成した行政の対応状況と、史料として用いた新聞記事等とのあいだには、日付の若干の相違が見られるが、ここでは『福岡市誌』の日付をそのまま使用した。

八月一日　祭礼劇場停止
八月二日　博多に大掃除を訓令する
八月四日　宿屋営業者への注意を訓示、掃除夫四名増員
八月五日　コレラ患家の再消毒開始、第二避病院落成
八月六日　出張所開庁（妙音寺）
八月七日　博多掃除検査の着手
八月八日　福岡に大掃除を訓令する
八月九日　伝染病予防法を抜き書きして各戸に配布
八月一〇日　第六回福岡市会開会
八月一一日　博多各町惣代を召集して衛生講話

八月一二日　県費で医員二名、薬剤生一名配置
八月一三日　第二病院第二病室竣工、下水溝への石灰投入を開始（同二九日終了）
八月一四日　福岡各町惣代を召集して衛生講話
八月一五日　福岡掃除検査の着手
八月一六日　柳町私立避病院建設許可、患者運搬車の使用開始
八月一九日　第二病院第三病室竣工、車夫二名を配置
八月二〇日　監獄避病院返却、掃除夫増員四〇余人となる
　　　　　　福岡病院医学士の避病院巡視開始
八月二一日　第一病院第三病室竣工
八月二二日　船舶検査所医員を二名とする、出張所に医員配置
八月二三日　避病院に巡査配置
八月二四日　旧暦の盆前で看病人の欠乏
八月二五日　第七回福岡市会開会　→　臨時衛生委員を組織する
　　　　　　出張所を共進館に移す、第二病院第四病室竣工
八月二六日　衛生委員会開会、便物運搬夫を出張所で監督することに改める
八月二七日　衛生委員会開会、衛生組合の設置指示、第二病院第五病室竣工
八月二八日　衛生委員会開会、市内医師を出張所に召集
八月二九日　衛生委員会開会、第一病院第四病室竣工

八月三〇日　衛生委員会開会、第二病院第七室竣工、各町に石灰配布（九月七日終了）
八月三一日　衛生委員会開会、汽車検疫の開始
八月三一日　衛生委員会開会、汽車検疫の開始、第二病院第七病室竣工
　　　　　　巡視係の設置
九月一日　衛生委員会開会、地方税より二〇〇〇円補助
九月二日　衛生委員会開会
九月三日　衛生委員会開会
九月四日　衛生委員会開会、第一病院湿潤消毒機械落成
九月五日　衛生委員会開会、第一病院第五室・第六室を第二病院に移す
九月六日　衛生委員会開会、患者運搬夫の再消毒夫兼務の開始
九月七日　衛生委員会開会
九月八日　衛生委員会開会
九月九日　衛生委員会開会
九月一〇日　衛生委員会開会
九月一一日　第八回福岡市会開会
　　　　　　衛生委員会開会
九月一二日　衛生委員会開会
九月一三日　衛生委員会開会

九月一五日　衛生委員会開会、県雇医員及び薬剤生を市雇とする
九月一六日　衛生委員会開会、船舶及び汽車検疫の解除
九月一八日　衛生委員会開会
九月二〇日　衛生委員会開会
九月二二日　第九回福岡市会開会
　　　　　　衛生委員会開会、出張所詰医員の解除
九月二三日　衛生委員会開会
九月二四日　運搬夫の常置を解除
九月二六日　衛生委員会開会
九月二七日　出張所の解除、祭礼劇場停止の解除
一〇月一日　第十回福岡市会開会　→　「不潔家屋」に対する「再消毒」の実施
一〇月二日　福岡病院医学士の避病院回診終了
一〇月七日　衛生委員会開会
一〇月一二日　衛生委員会開会
一〇月二〇日　万事取扱を平常に戻す

八月二五日の臨時衛生委員の誕生は、福岡市において「自治的予防体制」を構築する大きな転機であった。臨時衛生委員は、地方医師会である玄洋医会の指導のもと結成され、市長の諮問機関という性格と、地域の

衛生組合を監督・指導する機能を持った。メンバーは一〇名、そのうち四名は市会議員から選出され、大庭弘・鎌田昌大・丸田重雄・山本與志介が就任した。八月二五日以降、毎日のように開催された衛生委員会は、臨時衛生委員の指導のもとに誕生した町衛生委員会(第二章参照)と臨時衛生委員の連絡会であった。

八月六日から九月二七日の期間は、福岡市会で予算を定めて、役所の外に出張所が設けられた。出張所の人的配置は、市吏員(六〜一五名)、小使及び洗濯婦(五〜一八名)、患者運搬夫(一一〜三五名)、再消毒夫(一〜一六名)であり、八月二二日以降は検疫医(一〜二名)、同三〇日には巡視員(七〜一三名)が置かれた。再消毒夫とは、八月五日より開始された再消毒(コレラ患家を中心に消毒を行う)の要員であり、病勢に衰えの兆しが見えた九月六日以降は、患者運搬夫がこれを兼務した。なお、ここに登場する再消毒は、後述する「不潔家屋」に対する「消毒的清潔法」とは別のものである。

コレラの流行は、九月二九日に患者を出したのを最後におさまった。それまでに九月二二日に出張所詰医員の解除、同二七日には出張所の解除が行われ、一〇月二〇日には緊急時の体制から平時の体制へと戻された。しかし、赤痢は前述のようにその後も長期にわたって患者を出し続けた。

❷「流行病予防費」の捻出

明治二三(一八九〇)年度の「流行病予防費」は七〇〇円であったが、これは六月二〇日からはじまるコレラ・赤痢大流行によって早々になくなった。そして、新たに二〇〇〇円を用意して避病院の患者病室を建築したが、なおコレラ・赤痢の流行は弱まることがなく、福岡市は「流行病予防費」のさらなる捻出を迫られた。福岡市助役・鷹取甚橘が第七回福岡市会（八月二五日）に提出した第三六号議案「流行病予防費取扱ノ件」の「提案理由書」には、当時の状況が次のように記されている。

さきに増築したコレラ患者病室三棟はすでに充満した。赤痢患者の病室もまた増築の急務を要している。しかし、コレラと赤痢の流行はいっこうにおさまる気配を見せず、いよいよ猖獗を極めることが心配される。支出金額は病勢の盛衰や流行日数の長短によって増減するものであり、詳細な予算は決定できないが、金三〇〇〇円を限度に予算を立てたいと考える。流行がおさまり、支出金額の目途が立ったとき、収支予算案を確定・整理する。[9]

病室を増築しても、すぐにそれを上回る数の患者が発生するので、追加予算は早々になくなった。しかし、コレラ・赤痢の流行はなお勢いを弱めず、病室のさらなる増設は必至であると述べ、追加予算三〇〇〇円を請求していることがわかる。

しかし、提案者である助役・鷹取甚橘は第三六号議案「流行病予防費取扱ノ件」の審議のときになって、二〇〇〇円を上乗せした予防費五〇〇〇円が必要であると述べた。コレラ・赤痢の流行は、本案の起草中にも予測をはるかに上回る勢いで拡大し、もとの三〇〇〇円では到底対応できないというのである。

本案を起草したときは、三〇〇〇円あれば十分であると思慮していた。しかし、近頃の状況は、三〇〇〇円の予算では不足する。コレラ患者の入院は二〇人として予算を立てたが、入院患者数はすでに三〇人に達そうとしている。赤痢患者の入院を要請する声もある。追加予防費は二〇〇〇円を上乗せした五〇〇〇円に修正する。[10]

この予算案に対して意見を述べたのは、鎌田昌大議員と大庭弘議員であった。鎌田議員は、支出が膨らむことを懸念して、もとの三〇〇〇円の予算案が良いと述べた。大庭議員は、基本的には鎌田議員に賛成であるとしながら、福岡市西部にも避病院を建設する必要があると訴え、その費用などを加えた三七〇〇円の予算案が良いと意見した。

鎌田昌大議員

追加予防費が五〇〇〇円になれば、すでに支出した二〇〇〇円とあわせて計七〇〇〇円になる。市民からの徴収を考えたとき、追加予防費は三〇〇〇円にとどめるべきである。細民の暮らしは、米価の高騰や商売の不景気で疲弊し、賦課に耐えることはできない。当局者への注意として述べるが、差し支えのない限り患者の自宅療養を許可すれば、支出を削減し、避病院を忌避して症状を隠蔽する弊害も減少する。流行病の原因は、多くは不摂生と聞く。衛生組合を設け、住民相互で戒めることで予防の効果が得られるだろう。[11]

大庭弘議員

だいたいは鎌田議員に賛成だが、追加予防費は三七〇〇円が良いと考える。福岡市の地形は、東西に長く、西の端より東の端まで患者を運搬することは困難である。通行の道筋は繁華の場所で、営業の妨げにもなっている。福岡市の西側にも避病院を建設する必要がある。そのための費用として四〇〇円の追加を求める。また、このあとの第三七号議案で選挙する臨時衛生委員は、定員一〇名、月一五円の手当で計算すると二ヶ月で三〇〇円が必要である。臨時衛生委員は、市参事会の諮問に応じて意見を述べ、また自衛の取り締まりを行う[12]。

鎌田議員は、「流行病予防費」の支出はいずれ市民から徴収するものであるから、できるかぎり費用をおさえるべきという。米価の高騰や商売の不景気の影響で、これ以上の賦課に耐えられない「細民」の姿を、鎌田議員はしっかりと視界に捉えていた。一方、大庭議員は基本的には鎌田議員の意見に賛成であるとしながら、福岡市西部への避病院の設置と、臨時衛生委員二ヶ月分の手当を予算に組み入れることを要求した。多数決の結果、大庭議員の予算案三七〇〇円が可決された。福岡市西部における避病院の開設は、医師の確保が困難であり、すぐの実現は難しいという意見もあったが、多くの議員はそれでも福岡市西部への避病院設置は不可欠であると考えた結果であった。

しかし、「流行病予防費」の捻出はすでに福岡市で対応できる範囲を超えていた。そのため、福岡市長・山中立木は、臨時衛生委員の代表・大庭議員を伴って、福岡県知事・安場保和のもとを訪ね、補助費の申請を行った。第八回福岡市会（九月一一日）の第三八号議案「流行予防費追加ノ件」では、九月一日、福岡県が福岡市に対して二〇〇〇円の補助を行った経緯が次のように報告されている。

大庭弘議員

先日、福岡市長に随行して知事のもとを訪問した。福岡市は本県の首府であり、四通八達の地であるので、予防に手を尽くさなければ、たちまち各郡村に伝播する恐れがあることを伝えた。そして、もはや福岡市のみの力では伝染病予防費の支出は耐えられないことも伝えた。避病院を開設するために充分な補助を行ってほしいと訴えた結果、二〇〇〇円の補助が福岡県より支給された。[13]

第十回福岡市会（一〇月一日）では、議案第四一号「明治二十三年度市税追加戸別割等級賦課ニ関スル件」を通して、銀行からの借入などで無理やり捻出してきた「流行病予防費」の徴収方法についての議論が行われた。この案は、本年度に支出した「流行病予防費」のうち、三〇〇〇円を翌一一月中に徴収することを定めたものであり、その賦課の方法は、市内九一〇二戸を三〇等級に分け、一戸平均三二銭余り、もっとも等級の低い三十等級（三九戸）からは十銭二厘ずつを徴収するとされた。[14]

これを受け、当初より支出金の徴収に関する不安を述べていた鎌田議員は、衛生費の徴収は二十七等級以上からとし、二十八等級から三十等級までは免除するべきであると意見した。

鎌田昌大議員

戸別割は二十八等級から三十等級までは衛生費を免除するべきである。慈悲心から言うのではない。便利の点から言うのである。およそ二十八等級以下は流行病にかかった者が多く、米価の高騰によって生活がおおいに困窮した貧民である。理屈からすれば賦課することが当然であるが、わずかの金銭とはいえ、もとより貯蓄のないその日暮らしの者から二十銭余りを取り立てることは、簡単ではない。手数がかかり、役所の事務も滞るだろう。二十八等級以下の総計金額は四六円あまりで、戸数は三九〇戸くらいである。ここから徴収するとなると、まとまりがつくまで呼び出すとか、処分するとか、雑多な手数がかかり、結局は徴収できず、欠損を生じることもあるだろう。便利を取るならば、最初から免除したほうが良い。[15]

鎌田議員は、慈悲心からではない、困難な取り立てを回避する役所事務の便利のためと訴えているが、別の箇所では、「誰しも、税の負担が重くなれば民力の負担に耐えずと言うが、どこまでなら民力の負担に耐え、どこからは耐えられないのかを実際に考えてはいない」[16]と述べており、その考えは、「細民」の実情をしっかり踏まえた無理のない徴収を求めるものであったことがわかる。しかし、鎌田議員の意見はひとりの賛同を得ることもなく、結果として議案第四一号は原案可決された。

❸「消毒的清潔法」と「不潔家屋」

明治二三年（一八九〇）年七月、内務省は中央衛生会などの議論に動かされるかたちで、訓令六八八号「伝染病予防心得書」を発するのに先立ち、全国の主要都市に「消毒的清潔法」の実施を指令した。「消毒的清潔法」とは、伝染病の流行がはじまってから具体的な病毒を標的として対処する「消毒法」と、病毒がまだ侵入していない地域への予防策である「清潔法」の二つを結合させたものであり、福岡市会では「再消毒」と呼ばれた。
福岡市会でこの問題が最初に議論されたのは、一〇月一日の第十回福岡市会であった。このとき、議案第四〇号「明治廿三年自十月一日至仝月廿日流行予防費収支予算」が提出され、一〇月一日から同二〇日までの流行病予防費一三八六円八〇銭の費目として、「再消毒費」の四六〇円を認めるか否かの議論が交わされた。そして、そのなかで「再消毒」の効果や対象となる「不潔家屋」についての意見も交換された。[17]
積極的に意見を述べたのは、鎌田昌大議員・小野新路議員・大庭弘議員・山本與志介議員の四名であった。まずは、「再消毒」の効果に否定的であり、その実施に反対した鎌田・小野両議員の発言を見ることにしたい。

鎌田昌大議員
私は臨時衛生会のときから「再消毒」に不同意であった。患者が発生していないにもかかわらず、家が不潔であるという理由で消毒を執行されることは、消毒される人にとって大変な不名誉である。また、いったん掃除しても、もとより不潔なところであれば、効果の持続は期待できない。「再消毒」は患者が発生した家に限定するべきである。そうすれば、費用は一二六円減らすことができる。[18]

小野新路議員
「再消毒」は必要ないと考える。福岡市は交通頻繁な土地である。市内の病毒を撲滅させても、他所より持ち込まれてはどうしようもない。福岡市の場合は、コレラ患者が発生してから力を尽くして撲滅させるのが良いと思う。本年は流行病のため、多くの金銭を消費した。効果がわからないものに、これ以上の費用を支出することは控えるべきである。[19]

鎌田議員は、患者が出ていないにもかかわらず、その家を不潔であると決めつけて「再消毒」を行うことは、行われる側にとって不名誉であると述べ、「再消毒」は患者が出た家に限定するべきであると意見した。一方、小野議員は福岡市のように交通頻繁な土地では、病毒は市の内部からではなく外部から持ち込まれるので、「再消毒」によって市内の病毒を撲滅させても、流行を防ぐことにはならないと意見した。

次に、賛成派の大庭議員と反対派の鎌田議員のやりとりを取り上げることにしたい。大庭議員は、臨時衛生会のときから一貫して不同意であったかのように鎌田議員が発言したことへの反論を行い、そのうえで統計的に見ても「再消毒」の効果はあると意見した。そして、「再消毒」の実施は、自治体として福岡市が行わない場合は、内務省の干渉のもと結局行われることになり、回避はできないと述べた。

大庭弘議員

福岡市が自治体として実施するなら賛同すると、鎌田議員も言ったではないか。忘れてもらっては困る。それに「再消毒」は統計的に効果が認められている。大都市では、「再消毒」によって病毒の撲滅に至っている。清潔な家の者が病気にかかり、不潔な家の者が病気にかからなかったという例はあるが、ひとつふたつの例に惑わされてはならない。病毒は不潔物より発生する。赤痢が長期的に流行するのは、病毒が土地に固着しているからであり、今後、さらに土中深くに浸食すれば、永世の地方病となり、手の施しようがなくなる。[20]

鎌田昌大議員

私も臨時衛生委員のひとりとして患者が発生した家を巡視した。だいたいは不潔家屋であり、確かに臨時衛生会では何らかの消毒は必要という結論に達した。しかし、私は病気の原因がすべて不潔の土地であるという考え方に賛同できない。空気・食物・飲料水など、病気の誘因はさまざまである。ただ土地を清潔にするために、厳しい罰則を立て、遵守しない者は処分するというやり方には反対である。福岡市が自治体としてこれを行い、また石灰を各戸に配布する程度の簡易な方法で行うなら、皆に従い賛成すると言った。「再消毒」に賛成したわけではない。[21]

大庭弘議員

先日、私は県庁で木戸衛生課長と談話した。木戸衛生課長は、「消毒的清潔法施行の訓令が出されることを山中市長に伝えたが、福岡市の動きがいっこうに見えない。福岡市がこれを行わないときは、内務大臣の命令によって施行する」と言うので、私は「内務省の干渉は望まない。自治体の力を発揮して取り組むつもりである」と返答した。「再消毒」は、私たちが自治体として取り組まなければ、結局は内務大臣の命令で施行されてしまう。[22]

鎌田昌大議員

消毒は一回実施すれば、ずっと効果があるというわけではない。コンマパチルスの温床は種々あるのだから、土地だけに働きかけるのではなく、万事を改良することを私は建議する。不潔の家に行けば、いかにも病毒が潜伏しているように見える。しかし、豪勢な家も座敷・庭園こそ清潔だろうが、厨房や厠などのすみずみは不潔である。貧家のみを消毒しても、病毒撲滅の目的は達することができない。[23]

鎌田議員の発言によると、臨時衛生会として本年の流行で患者を出した家々を巡視したところ、だいたいは「不潔」であったので、「不潔家屋」に対する何らかの消毒は必要という結論に達した。しかし、コレラ菌（コンマパチルス）の温床は空気・食物・飲料水など多様であると考える鎌田議員は、土地だけを清潔にする「再消毒」の強制には納得がいかなかった。注目するべき点は、「不潔」な家を見れば病毒が潜伏しているように見える、しかし、豪勢な家でも厨房や厠は「不潔」であるという鎌田議員の見解である。ここには、都市の特定地区を「コレラの温床」と見なし、そこを集中的に攻撃することで都市内部の衛生意識を高めようという、内務省の「消毒的清潔法」の論理と真っ向から対立する内容が含まれていたといえる。

鎌田議員が「再消毒」に異議を唱え、不潔と決めつけられる側の不名誉を懸念する一方で、賛成派の山本與志介議員は「不潔家屋」は社会全体にとって迷惑な存在であると断定し、「再消毒」はむしろ実施されて当然であると発言した。

山本與志介議員

臨時衛生会で巡視した際、患者が発生した家の模様を見た。七割から八割は、不潔家屋であった。全体の統計を見ても、医者の話を聞いても、伝染病は裏借家などの不潔の家屋より発することが多い。

不潔家屋は、社会全体にとってじつに迷惑な存在である。借家条例を設け、これを取り締まりたいところだが、なかなか簡単には施行できない。とにかく本年は、内務省の訓令でいわれるように、赤痢病は九州の地方病になりかねない勢いである。福岡市は率先して「再消毒」を行うべきである。[24]

四名の議員の発言を見ると、「再消毒」の反対派は、コレラ菌の撲滅やその流行の防止という点で、はっきりとした効果が期待できないと意見しているのに対し、「再消毒」の賛成派は、病気をコレラに限定せず、赤痢まで含めて意見を述べていることがわかる。この論点のズレは、最後までクローズアップされることはなかったが、それはコレラと赤痢への対応の違いを論ずる力がどちらにもなかったからだろう。

議論も終盤にさしかかり、これまで意見を述べることがなかった井上治兵衛議員が改めて「不潔の土地とはどこか」[25]と質問した。鷹取甚橘（助役）が「借家などの不潔な家屋である」[26]と答えると、井上議員は、「鎌田議員に賛成する。借家などの不潔な場所をどうするかという問題は、町々の衛生委員に相談するべきことである」[27]と発言した。「町々の衛生委員」とは、各町の衛生組合のまとめ役のことである。井上議員の発言は、議論そのものに大きな影響力を持つことはなかったが、市内の「不潔家屋」をことさら排除するのではなく、各町の衛生組合の地道な働きかけによって、清潔を保持していこうという考えに基づくものであった。

結果として、「再消毒」をめぐる議論は、賛成派の大場・山本議員の意見に賛同するものが多数を占めた。これにより、福岡市内の「不潔家屋」は、鎌田議員の言葉を借りれば、「いかにも病毒が潜伏しているように見える」ということで「再消毒」の対象とされた。目には見えないコレラ・赤痢の病毒の脅威は、「不潔家屋」として可視化され、「再消毒」の攻撃対象へと編成されたのである。

❹「コレラの温床」の〈発見〉

福岡市域では、博多部東端の河口付近の町で明治一八（一八八五）年に一一人のコレラ患者がいっせいに発生し、当県最初の交通遮断法が実施された[28]。この町は藩政期には浜の非人小屋を支配する非人頭が居住したことで知られ[29]、当時は河口の浜辺に屠牛場があった。明治一二（一八七九）年の調査によると、人口三一四、戸数五九、その生業は工業五、漁業三〇、雑業二四であった。また、同一八（一八八五）年二月の調査によると全戸数の六割程度が不納公費処分を受けており、新聞報道では「有名な貧町」として性格づけられている[30]。

しかし、当時の福岡市域において、「コレラの温床」として〈発見〉されたのは、交通遮断が行われたこの町ではなく、その西隣に位置する博多港の隣接地区であった。

博多港の隣接地区といえば、コレラの本元として知られる。この地区の「愚民」は、さまざまな噂話をして、避病院へ行けば、全快に向かっていても、一週間後、胸部に針を差し込み殺されるなど、あられもないことを言い触らし、隠蔽の模様も少なくない。そればかりか、これを幸いとして、この病気はコレラではなく霍乱であると言い、葛根湯をすすめる藪医者もいる[31]。

ここでは、博多港の隣接地区を「コレラの本元」であると言うばかりでなく、同地区の住民のことを「愚民」と呼び、避病院に入院すると胸部に針を差し込まれ命を奪われるという流言に惑わされ、コレラ患者の隠蔽に及ぶことも少なくないと報じられていることがわかる。

また、明治一九（一八八六）年六月、福岡病院で開催された大日本私立衛生会福岡支会の例会でも、博多港の隣接地区は伝染病の流行地としてクローズアップされた。

先日、博多港の隣接地区において腸チフスの患者が数名発生した。この地区は元来、流行病が盛んであり、そのことを不安に感じる者が多数いる。伝染病が流行する原因は何であるのか、本委員会は取調委員を任命し、実地調査を行うことにした。[32]

大日本私立衛生会福岡支会の例会には、福岡市を代表する医師や衛生行政の担い手が出席する。その例会で博多港の隣接地区が伝染病の発生地のように話し合われたことの影響力は大きなものであっただろう。

博多港の隣接地区の人々の暮らしは、どのようなものであったのだろうか。統計的に見ると、明治一三（一八八〇）年から明治二二（一八八九）年にかけて、当該地区の戸数は四五〇戸から五一四戸へと増加し、人口は一九三一名から二六七四名へと増加した。四丁に区分されたこの地区のうち、一部の地域は戸数二七の増加に対して人口二六五の増加であり、生業は雑業が約六四％（八〇戸）であった。要するに、博多港の隣接地区のうち、特に人口増加が著しい地域では、雑業で生計をたてながら、ひとつの家屋に複数の家族が雑居するかたちで人口を増加させていた。

では、その雑業とは具体的にどのようなものであったのだろう。『福陵新報』の記事には、記者を貧民が暮らす借家等に派遣して、その暮らしぶりを描写したものがある。次に掲げるのは、その記事の一部である。

博多港の隣接地区の借屋等に住む貧民は、車引き・煙管の交換・ボロ買い・露店商等で生計を立てている。家屋は畳二枚敷あるいは三枚敷のむさ苦しいところに複数の家族が雑居する。車引きは、客次第で不意に金を握ることもあるだろうが、そのほかはいずれも一日の所得が一〇銭内外で一五銭を超えることはない。雨天の日は、一銭も稼げなくなる。そうして家族を養うことになれば、粟を交え、麦を交えて粥を作っても、三度の飯にありつくことはできなかった[33]。

ここでは、車引き、キセルの交換、ボロ買い、露天商などの生業で生計を立てながら、畳が二〜三枚敷のむさくるしい家屋に複数の家族が雑居している様子が描かれている。粟や麦を交えて粥を作っても三度の飯にありつくことができない者も少なくなかったという。その暮らしぶりは、まさに近代になって登場した都市下層社会の暮らしそのものであった。

博多港の隣接地区が「コレラの温床」として危険視される要因は、このような暮らしぶりのほかにもあった。当時の新聞報道によれば、福岡市域には福岡と博多にそれぞれ二ヶ所、「乞食の巣窟」と見なされる地域があり、博多港の隣接地区はそのうちのひとつであった[34]。

福岡市域では、明治一八（一八八五）年一二月二五日、福岡区長・山中立木が「乞食」の市街放逐や「乞食」への施しを禁じる諭達を行い、「乞食」は一時的に減少した。しかし、前年の大洪水の影響や米価高騰の影響を受け、明治二三（一八九〇）年六月後半には、「乞食」や「稼人」（手踊・放歌・紘笛などの門付《かどづけ》を行う）が市内を徘徊するようになった。

米価騰貴の影響だろう、このごろ福岡市内では、門立ち、三味線引き、祭文、浄瑠璃または針売り、摺付木売りなどが増加している。また、乞食もずいぶん寄り集まっている。いうまでもなく三食の欠乏がこの増加をもたらした。[35]

知らず知らずのうちに伝染病を発症し、病毒を拡散する「乞食」の徘徊は、目には見えない病毒の運び屋として人々の不安を煽った。博多港の隣接地区にとっては、「乞食の巣窟」と見なされたこともまた、「コレラの温床」として危険視される要因のひとつになっただろう。

明治二三(一八九〇)年八月五日に博多港検疫所附属病院(第二避病院)ができるまで、福岡市内で発生したコレラ患者はすべて博多の「川向こう」、那珂郡の避病院まで搬送しなければならなかった。当時の新聞報道では、このときの患者搬送の様子が次のように描写されている。

近頃ではそうでもないが、コレラ病流行のはじめのうちは、患者が出るのはいつも博多港の隣接地区で、気の早い巡査はコレラと聞けば、確かめもせずにそこに駆け出すくらいであった。迷惑だったのはそこから避病院までの道筋に住む人々で、コレラ患者が搬送されるたび、「ああ、またコレラが通る。それ戸を閉めろ、それ石炭酸をまけ、硫黄で臭いを消すか、お潮井を振れ」と言って、上へ下への大騒動。伝染でもしたらどうするのかと苦情も非常に多かった。あるとき、あまりに道筋の人々が気の毒であったため、道をかえ、普段は通らぬ橋を渡り、普段は通らぬ村を抜けようとした。その村の人々は、お軽の駕籠でも止めるような具合で、棒の端へ手をかけて押し戻し、「当村を通行することは相成らぬ」と威張るので、海濱をまわって避病院まで達した。苦情も無理のないことであるが、運搬人もまた迷惑な話である。[36]

博多港の隣接地区から避病院までの道筋に暮らす人々は、コレラ患者が搬送されるたびに、伝染でもしたらどうするのかと不安な気持ちを抱いたという。そして、このような不安に煽られた結果、避病院までの道筋に暮らす人々の、博多港の隣接地区の暮らしに対する警戒心は自然と強くなったことだろう。なお、この記事に登場する「普段は通らぬ村」とは、博多対岸の松林のなかにある「新平民」の村落のひとつであった。「お軽の駕籠」とは、『仮名手本忠臣蔵』六段目に登場する有名な駕籠を止めるシーンである。

❺「新平民」に対する意識

明治期の新聞報道を見るかぎり、福岡県では、「新平民」の居住地域でコレラが大流行することはほとんどいってなかったようである。そのため、その居住地域が「コレラの温床」として烙印づけられることも、福岡県では基本的になかった。

しかし、赤痢の流行とのかかわりを通じて、「新平民」の「病者になりそうな生活や行動」の側面は可視化された。次に掲げるのは、明治二三（一八九〇）年九月に赤痢が爆発的に流行した糟屋郡内の「新平民」の村と、怡土郡において明治二三（一八九〇）年の赤痢流行の発生源はこの地域であったかもしれないと噂された「新平民」の集落について報道した新聞記事の一部である。なお、住民すべてが「新平民」で構成された村は「村」、その居住地が村の大字や小字である場合は「集落」と表記する。

平素の暮らしは、ほかに引き合いに出すものがないほど不潔であった。臭気は鼻をつき、よそより来た者は長居もできない。…（中略）…このほど、ひとりの赤痢患者が感染した。煙突の火が炎をあげるように、たちまち患者は五人から一〇人、一〇人から二〇人、二〇人から三〇人、三〇人から四〇人、四〇人から五〇人と増え続け、あっという間に七〇人を超えた。[37]

昨年、この地方を襲った赤痢病の流行は、この集落が発生源ではないかという噂もある。元来、この集落はいわゆる「新平民」であり、衛生などにいたってはまったく無頓着で、汚水は滞り、衣食の不潔はじつに驚くべき有り様である。[38]

糟屋郡内の「新平民」の村は、平素の暮らしはほかに引き合いに出すものがないほど「不潔」であったという。そして、そのような暮らしであったため、ひとりが感染すると流行を抑えることができず、驚異的なスピードで村全体が赤痢に襲われたと述べている。また、怡土郡内の「新平民」の集落については、赤痢大流行の翌年、この集落を取材した新聞記者によって、衛生に無頓着な暮らしぶりが描写されている。

このほか、当時の新聞報道では、コレラの病毒を保菌したまま、福岡市域を徘徊した「新平民」の姿も捉えられているが、その記事の詳細は第四章で述べることにする。

「新平民」の「病者になりそうな生活や行動」の側面が可視化されることにより、「新平民」の居住地域は伝染病の発生源になるという偏見は強化された。そして、福岡県の場合は、実際に「新平民」の居住地域でコレラが流行することはほとんどといってなかったが、そのことが顧慮されることはなく、コレラに感染するはずの「新平民」という誤った前提が創り出されていった。

のちに、福岡病院や玄洋医会の活動に深い関わりを持つ加来数馬という人物は、福岡県で開催された第三回九州医学会（明治二七年三月）において、「新平民」がコレラに感染しないのは、彼らがコレラに対する特別な免疫を持つ血統であるという科学的に大きな間違いのある学説を報告した。このことは、コレラに感染するはずの「新平民」という偏見が、福岡においても強固に存在したことを象徴している。

まとめ

明治二三（一八九〇）年のコレラ・赤痢大流行は、市制施行によって誕生したばかりの福岡市を大混乱に追い込んだ。予測をはるかに凌ぐコレラ・赤痢大流行のまえに、福岡市の財政は逼迫し、急場を凌ぐために県の地方税補助をあおいだ。

福岡市会における「消毒的清潔法」をめぐる議論を見ると、「不潔」と断定して強制的に消毒を行うことに対し、消毒を行われる住民の不名誉を強く訴えて反対する議員がいた。しかし、その一方では「不潔家屋」は社会にとって迷惑な存在であると決めつけ、社会に対する責任として、「再消毒」の強制は当然であると意見する議員もいた。結果として、コレラ・赤痢の見えない脅威は「不潔家屋」というかたちで把握され、「再消毒」の攻撃対象に編成された。福岡市もまた、特定地区への攻撃を通して、都市内部の衛生意識を高めるという手法から逃れることはできなかったのである。なお、福岡県では県知事や市長・郡長の訓令では、「貧民部落」という言葉は使用されたが、福岡市会において議員が「貧民部落」の用語を使用した形跡は見られない。

福岡市域で最初に交通遮断が行われたのは、浜辺に屠牛場があり、一一人のコレラ患者をいっせいに出した博多東端の河口付近の町であった。しかし、「コレラの温床」と見なされたのは、その西隣の博多港の隣接地区であった。車引き、キセルの交換、ボロ買い、露天商などを生業とするその暮らしは、まさに都市下層社会の暮らしそのものであった。また、知らず知らずのうちに伝染病を発症し、病毒を拡散する「乞食の巣窟」と見なされたことも、「コレラの温床」として危険視されることにつながった。

新聞報道を見るかぎり、福岡県では、「新平民」の居住地でコレラが大流行することはなかった。しかし、赤痢の流行とのかかわりを通じて、「新平民」の「病者になりそうな生活や行動」の側面が可視化された。そのため、福岡県においても、コレラに感染するはずの「新平民」という偏見が生み出され、実際には「新平民」の居住地域でコレラが発生していないという事実は、この偏見に曇った眼鏡を通して歪められた。

コラム② コレラ患者の搬送

西中島橋のうえには、コレラ患者を担架で搬送する人々がいる。先頭を巡査、市役所役人が裃がけで付き添い、うしろの三人が担架をかつぐ。向かう先は、博多の川向こう、松原の避病院。

担架の形状は、戸板のうえに柱を組んで三角形をつくり、側面に白布をはるという簡易なもので、患者がコレラのときは黄色、赤痢のときは赤色の旗を掲げた。提灯を手にしているのは、患者の搬送はきまって夕方以降であったと祝部至善さんが記憶していることに関係する。

コレラ患者が発生すると、白装束にマスクをかけた衛生班が五、六人やって来て、向家三軒両隣をひとまとめに縄張りして、通行禁止の指示を出した。そして、石炭酸や石灰乳で家じゅうをくまなく消毒し、汚染した家具は焼却された。担架で担ぎ出された患者は、同方面に二、三人も患者が出るのを待ち、一列になって動き出す。伝染病流行時には、担架が五台も六台も続くこともあったという。

西中島橋を渡った搬送人たちは、ほどなく博多の繁華街を通り抜ける。担架の中の患者を見た子どもたちが、「あ、今度は男」などと騒ぎ立て、巡査が「子どもたちはあっちに行け」と叱りつける。往来は、大騒ぎになるか、静まりかえるかのどちらかであった。

福岡県検疫本部は、明治二三（一八九〇）年の伝染病大流行のさなか、次のような患者搬送器具を考案した。第一図は、全部を組み立てると、人力車のようになることを示している。安全に起伏できるように設計し、搬送の揺れを感じないですむよう、柔軟で厚い布団を敷いた。布団は繰り返し使用することを考え、汚物がしみこまない素材を用いた。前後左右は白布を張り、外からの目を遮断し、日よけの役割もした。第二図は、道が狭く、車輪で入ることができない場合に用いる担架で、上端を貫くこん棒を二人で担いだ。第三図は、すべての付属品を取り外した状態で、患者の家に持ち込み、寝床の横に置いて患者を移した。

新しい患者搬送器具は、患者やその家族、往来の人々の不安を多少なりとも軽減するものであっただろう。しかし、この器具がどのくらい実用化されたのかは定かではない。

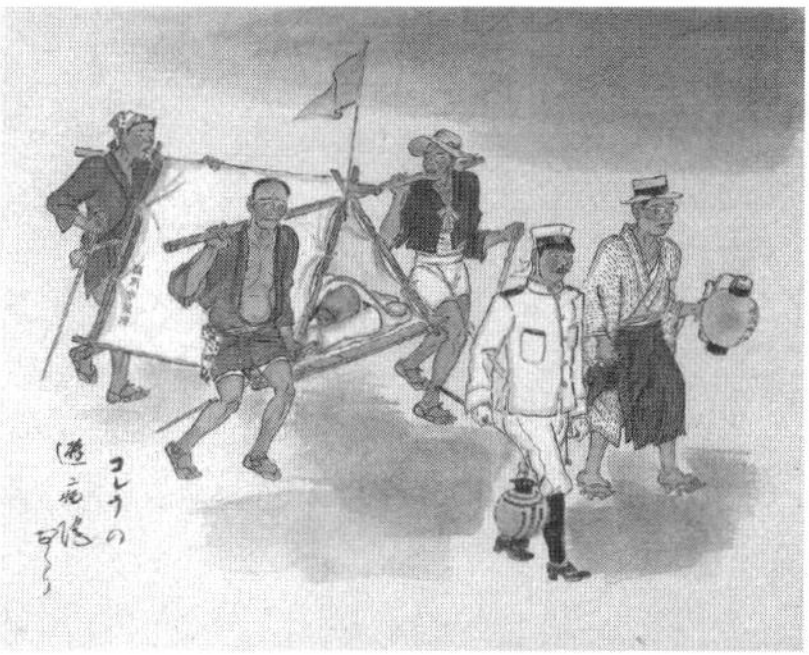

④コレラ患者の搬送

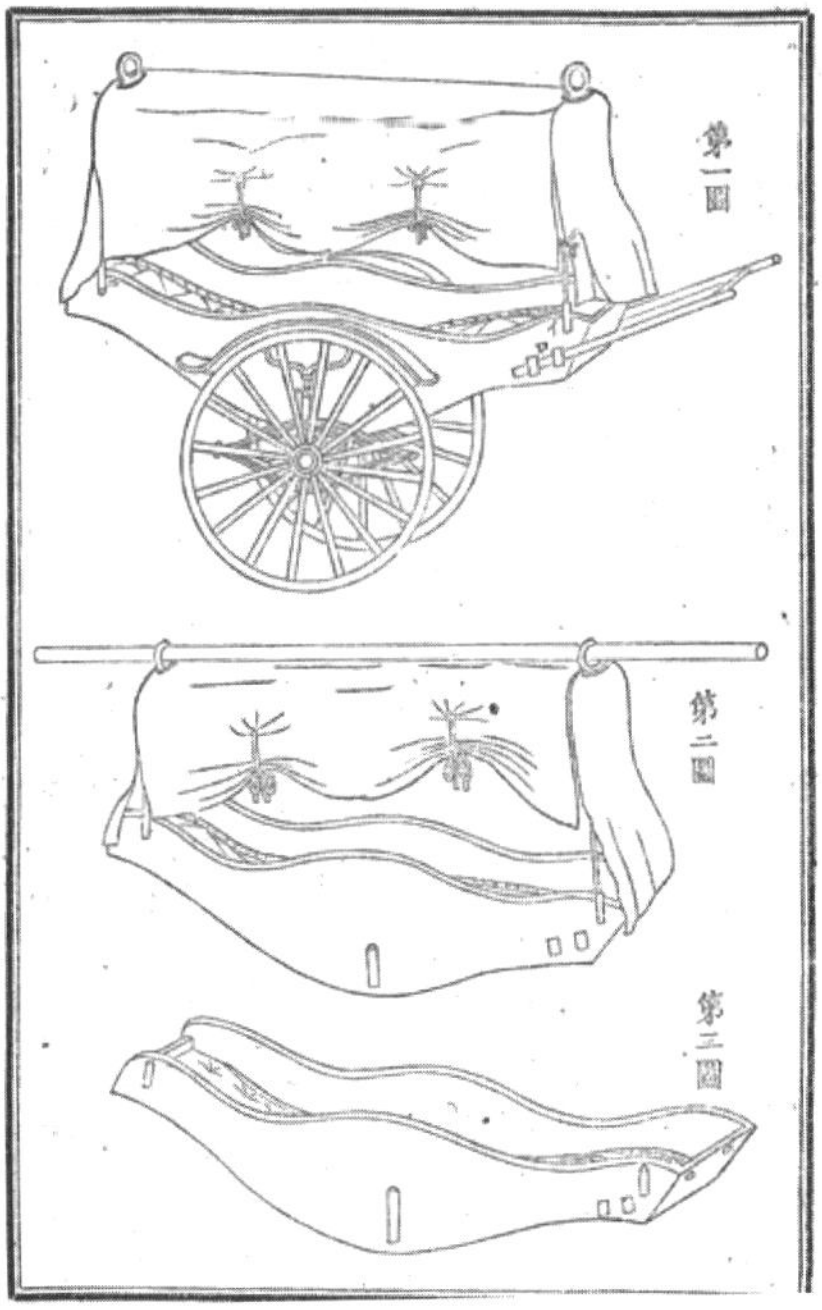

⑤新しい患者搬送器具

【参照文献】『明治博多往来図会　祝部至善画文集』、（一財）西日本文化協会、二〇〇九年。
『大日本私立衛生会雑誌』明治二三年、八八号。

第二章

衛生政策と地方医師会

はじめに

明治期の地方都市における衛生政策の取り組みは、中央政府が定めた法令に準拠することが求められる一方で、伝染病予防の具体的な成果をあげるためには、地域の実情や諸条件を考慮した現実的な対応が必要であった。そして、その地域の実情や諸条件のうち、地方の衛生政策の性格に大きな影響を及ぼしたのが、法令に従って伝染病患者の診断・予防を行うことができる医師の供給という問題であった。とくに明治二〇年代前半は、新しい自治制のもと警察ではなく医師を主体とした衛生政策のあり方が模索された時期であった。[1] 伝染病予防は医療行政・衛生行政・地域社会の三者の連携によって効果をあげることが期待された。

本章は、このような地方都市の衛生政策とコレラの診断・予防を行う医師の供給という問題意識を出発点としながら、やや視野を広げて、地方の衛生政策と地方医師会の関わりを考察しようと思う。なぜなら、福岡県及び福岡市の場合は、玄洋医会という地方医師会の動向に注目することが、伝染病予防と医師の資質向上という課題や医療行政・衛生行政・地域社会の三者の連携の問題を捉えるうえで、もっとも有効であるといえるからである。

玄洋医会は、明治二二（一八八九）年に福岡病院の医学士と県内の医師たちが交流するなかで誕生した。そして、明治二三（一八九〇）年のコレラ・赤痢大流行のときには、福岡市長の要請に応え、福岡病院医学士の避病院巡視を実現させ、また、玄洋医会の医師と福岡市会の議員をメンバーとする臨時衛生委員を発足させ、臨時衛生委員―町衛生委員―衛生組合という伝染病予防の指令系統を作り出した。この指令系統は、新しい自治制のもと、医師が主体となって医療行政・衛生行政・地域社会の三者の連携を強めることをめざした福岡市独自の取り組みであった。加えて、玄洋医会を誕生させた医師たちが発案した福岡病院医学士の地方巡廻（以下、「巡廻医学士」と表記）は、地方における医師の資質向上に貢献し、明治二六（一八九三）年五月には全国的にも珍しい消毒法練習会の開催を実現させた。

明治政府の地方統治の要として医療・衛生行政の機能を整備し、伝染病流行を予防することは、「地方自治」の命題のひとつであった。そして、この命題を達成するうえで、福岡県及び福岡市の場合、玄洋医会の果たした役割が極めて大きなものであった。本章では、福岡県及び福岡市の衛生政策における玄洋医会の役割を明らかにし、また、玄洋医会の働きによって性格づけられた衛生政策の地方的性格の側面を見ていくことにしたい。

❶ 玄洋医会の発足

玄洋医会は、明治二二（一八八九）年に福岡病院の医学士と県内の医師たちの交流のなかで誕生した。そして、同年六月には機関誌『杏林之栞』を発刊した。会員は六一五名（明治二三年当時）、本部は福岡病院内、支部は福岡市をはじめとする各郡市に置かれ、会長は福岡病院長の大森治豊、副会長は同副医院長の熊谷玄旦であった。

各支部の活動は、月に一度の「巡廻医学士」にあわせて行われた。明治二一（一八八八）年七月に福岡病院が開始した「巡廻医学士」は、県下一八の郡区を甲乙丙丁の四ブロックに分け、四人の医学士をそれぞれ組み合わせ、月々これをずらしてくことによって四ケ月ごとに四医学士全員が全県下の郡区に行きわたるようにした。[2] 医学士が出向いて臨床技術の指導や治療を行うことは、福岡病院の診療・研究活動の成果を地方に還元することにつながった。玄洋医会の各支部は、その成果の受け皿として、地方の医師を束ねる役割を担った。

福岡病院は、明治二一（一八八八）年三月までは福岡医学校の附属病院であった。福岡医学校は、明治一二（一八七九）年一〇月に第一回の医学士号を取得した東京大学医学部卒業生二〇名のなかから、大森治豊・熊谷玄旦の二名の招聘に成功した全国でも有数のスタッフを擁する医学校であった。

しかし、県会では福岡医学校の廃校論が強く、明治一九（一八八六）年四月、全国を五区に分けた各区に高等中学医科を設置するとともに、地方税による尋常中学は府県一校に限るという「中学校令」が公布されると、県会は一挙に廃校論にかたまった。

そして、明治二〇（一八八七）年八月に高等中学医科の長崎設置が決定し、九月に地方税で設置された府県立医学校は廃止するとの勅令が出されると、福岡医学校の廃止は決定的なものとなった。

福岡医学校の廃止は、コレラの診断・予防を適切に行う医師の地方への供給が途絶えることを意味した。福岡県衛生課長・木戸麟は、このことを危惧して、明治一九（一八八六）年一二月六日の県会で次のように発言した。

福岡県には一五一七人の医師がいます。このうち、一〇一名は福岡医学校卒業生、残りの一四七三名は旧藩時代の医師です。旧藩時代の医師はコレラ診断を適切に行うことができません。本年、豊前地方にコレラが侵入しましたが、地元医師はコレラを恐れ、患者のもとに行きませんでした。小倉では四～五ヶ所、避病院を設置します。本年のところは、医学校卒業生を雇い、なんとか避病院に医師を配備することができます。しかし、今後、医学校卒業生の供給が途絶えれば、医師のいない豊前地方はどのような惨状になるのでしょうか。人間の地位の上下に関わりなく、人は皆、命を奪われることになるでしょう。[3]

木戸麟は、検疫委員としてコレラ流行地に出張し、寒村僻地での消毒法を行った経験の持ち主であり（第三章参照）、医師や治療器具が不足するなかでのコレラ流行の恐ろしさを、身をもって知っていた。だからこそ、医学校が廃止され、地方への医学校卒業生の供給が途絶えることについて、もっと慎重になるように県会議員に求めたのであった。

明治二〇（一八八七）年七月、福岡県内各郡区の代表者（医師をはじめとする有志）は、医学校を発展的に廃止する方法について話し合い、医学校の県立病院への改組を県に建議することにした。この改組案は、単に学校を病院に転換させて、病院だけを残そうというものではなく、病院の医学士を地方に巡回させ、県内の医師たちの臨床技術を指導するという教育的な機能を含んでいた。要するに、「巡回医学士」の構想はこのときに発案されたのである。

一一月三〇日、医学校廃止後の福岡病院の存続をめぐる議論が県会で交わされた。県知事は、県内の医師たちの建議に基づく県立病院への改組案を提案した。これに対して、県会議員からは福岡区立の公立病院とする案と完全廃止案が出された。

完全廃止を主張する議員は「月に一回ぐらいの医学士の巡回があっても効果はない」[4]、「月一回の巡廻では、到底目的を達成することはできない」[5]と意見した。これに対し、衛生課長・木戸麟は、「一応原案の精神を説明します」[6]と断ったうえで、次のように発言した。

もし今年も昨年のように伝染病が流行すれば、たちまち予防の先導者を失い、将来のことも心配になります。月一回の巡回では利益は少ないという意見もありますが、堂々たる医学士の巡廻です。地方患者の治療にとどまらず、医師の改良を促がすわけですから利益が少ないはずはありません。[7]

伝染病によってコレラ予防の「先導者」を失ったあと、「先導者」の供給が途絶える長期的な損失に触れたうえで、医学士による臨床技術の指導や患者の治療は、月に一回であったとしても、その利益を軽んじることはできないという。はっきりと述べてはいないが、医学校卒業生の供給が途絶えたあと、コレラの診断・予防ができる医師の養成を多少なりとも期待できるものとして、木戸は「巡廻医学士」の意義を捉えていた。県会での議論は、多数決の結果、県知事が提案した県立病院への改組に決定した。福岡病院の職員は医学校時代のスタッフがそのまま残り、前校長大森治豊が院長に、熊谷玄旦が副医院長に就任した。

以上見たように、「巡廻医学士」は医学校廃止後の福岡病院存続を求める医師たちの話し合いのなかで発案され、県の衛生事業のひとつとして、福岡病院の機能に組み込まれた。玄洋医会の支部活動は、福岡病院の診療・研究活動の成果を受容する受け皿として地方の医師を束ね、「巡廻医学士」の取り組みを、その成果を受容する地方の立場から支えるものとなった。

❷ 避病院の巡視

福岡市内で発症した伝染病患者を隔離・収容する避病院は二つあった。ひとつは明治一二（一八七九）年に設置された第一避病院であり、博多東端を区切る川を超えたさき、福岡市外那珂郡に所在した。もうひとつは明治二三（一八九〇）年のコレラ・赤痢大流行に対応して設置された第二避病院であり、博多港検疫所の附属病院であった。

福岡市は明治二二（一八八九）年の市制施行によって誕生した。市域は、明治一一年の郡区町村編成法に基づく福岡区（福岡城下と博多）と春吉村・犬飼村・堅粕村・鳥飼村の各一部によって構成された。西に武士の町・福岡、東に商人の町・博多があり、博多東端を区切る川を越えた先に松林があった。その松林のなかに、松本治一郎や井元麟之の出身地を含む三つの「新平民」の村落が二～三キロメートルの距離を隔てて存在した。

第一避病院の所在地は、この三つの村落を頂点とする三角形の内側に位置した。博多の人々にとって、「川向こう」の松林のなかは、自分たちの日常生活とは歴史的・文化的な隔たりを持つ「異界」であった。そのような「異界」に福岡区及び福岡市の避病院があったのは、為政者のなかに、伝統的なケガレ意識を吸収する施設を、都市内部に置きたくないという意識が働いたことに関係すると思われる。

明治一八（一八八五）年から同二三（一八九〇）年にかけての避病院への入院患者数を示したものが【表1】である。明治二三（一八九〇）年のコレラ・赤痢大流行までは、腸チフスや天然痘といった病気の種別を問わず、伝染病であれば皆同様にひとつの避病院に隔離・収容された。

【表１】福岡市の避病院入院患者数
(明治 18 年〜明治 23 年)

	入　院	全　快	死　亡
明治 18 年	コレラ 20	コレラ 11	コレラ 9
明治 19 年	コレラ 48 天然痘 7	コレラ 21 天然痘 5	コレラ 27 天然痘 2
明治 20 年	コレラ 3 腸チフス 1	コレラ 1 腸チフス 1	コレラ 2
明治 21 年	コレラ 1 腸チフス 2	コレラ 1 腸チフス 2	
明治 22 年	コレラ 1 赤痢 2 腸チフス 1	コレラ 1 赤痢 2 腸チフス 1	
明治 23 年	コレラ 187 赤痢 137 腸チフス 2 天然痘 1	コレラ 55 赤痢 102 腸チフス 2 天然痘 1	コレラ 132 赤痢 35

※福岡市役所編纂『福岡市誌』、積善館、明治二四年に基づいて作成。

しかし、明治二三（一八九〇）年のコレラ・赤痢大流行では、病床不足が深刻な問題となり、また、赤痢患者にコレラが感染することも懸念された。そこで、新たに博多港船舶検疫所に附属避病院を設置して、コレラ患者はすべて新病院に入れることが決定された。[8]これにより、「川向こう」にある第一避病院は赤痢対応、博多港の第二避病院はコレラ対応として編成された。

コレラの流行を予防するうえで、もっとも重要なことは、隠蔽患者の発生をゼロにすることであった。しかし、当時の新聞報道によると、「避病院へ行けば、全快に向かっていても、一週間後、胸部に針を差し込み殺されるなど、あられもないことを言い触らし、隠蔽の模様が少なくない。それればかりか、これを幸いとして、この病気はコレラではなく霍乱であると言い、葛根湯をすすめる藪医者もいる」[9]という状況が、博多港の隣接地区では見られたという。福岡市内には、避病院に行けば助かるはずの命でさえ、「針」を差し込み殺されると風評を立て、避病院へ行くことを忌避する者がいたのである。

胸部に針を差し込むとは、脱水症状を防ぐための「カンタニー氏皮下注射器」を用いた食塩水の皮下注入のことだろう。後述するように、医師たちはこの治療法の効果を確信していたが、地域住民には避病院に対する新たな恐怖をもたらす要因となった。

この記事にはもうひとつ注目するべき点がある。それは、「この病気はコレラではなく霍乱であると言い、葛根湯をすすめる藪医者もいる」というように、避病院を忌避する患者と結託して、コレラをコレラではないと診断する医師がいたことである。

葛根湯を処方したとあることから、この医師は漢方医であったと見てよいだろう。このように患者の隠蔽に手をかして処罰された医師が、明治二三（一八九〇）年には二七名いた。そして、翌二四（一八九一）年にも、志摩郡の医師が伝染病を隠蔽したとして、罰金五円に処せられた[10]。コレラの診断後、ただちに隔離や消毒の指示を行い、流行の予防に努めるべき医師が、それとは反対に患者の隠蔽に手をかすという、伝染病予防の根幹にかかわる大きな問題が存在したのである。

第二避病院の検疫医として、「カンタニー氏皮下注射器」による治療を行った津田間医師によれば、同病院の総患者二五八名のうち、入院準備中あるいは入院途中において死亡した者は七一名、入院後一二時間以内に死亡した者は五三名であり、半数以上の者が搬送されてきた時にはもはや治療の見込みがなかったという[11]。避病院への入院を忌避して症状を隠し、治療の見込みがない状態になってようやく避病院に搬送されるというケースが蓄積されることで、結果として、避病院で命を失う事実が残るという悪循環が発生していた。

明治二三（一八九〇）年八月一二日、福岡市長・山中立木は福岡市会で持ち上がった議論を代弁して、次の書面を玄洋医会福岡支部会長・大森治豊に送付し、避病院の治療機能の向上に関する依頼を行った。

福岡市では、コレラ患者・赤痢患者が続々発生している。避病院では多数の入院患者に対して治療を行っているが、猖獗の恐れも少なくない。福岡市会では玄洋医会の助勢を仰ぎ、避病院の治療機能を完全なものにしたいという希望がある。当分のあいだ、避病院の治療をはじめ、伝染病予防に関するいっさいの指示を依頼したい。また、避病院への入院を嫌忌する人々もいるので、毎日一回、避病院への巡視をあわせて依頼したい。[12]

ここでは、避病院の治療をはじめとするコレラ・赤痢対策について、いっさいの指示を玄洋医会に依頼したいこと、また人々の避病院に対する嫌忌をやわらげるために、一日一回、玄洋医会の医師による避病院の巡視を実施してもらえないかと依頼していることがわかる。

八月一九日、玄洋医会福岡支部は福岡病院において臨時会を開催した。避病院が拡張され、検疫もよく行われるようになった、にもかかわらず感染による死亡者は減らないのはどうしてかと議論され、次のようにその理由が分析された。

疾病の初期において十分に治療を加えず、時間が経過してもはや挽回できないという状況になって、はじめて入院することに起因する。この弊害が生じる理由は様々であるだろうが、要するに患者が疾病を隠蔽して、入院を嫌忌し、ひとりの医師の診断では満足せず、数名の医師の立ち合いを要求することなどが原因となっている。[13]

先述の津田医師の見解に重なるが、治療の効果が期待できるとき、いたずらに時間を費やし、もはや手遅れという状態になって、ようやく入院するという初期対応の問題があることを指摘し、そのような問題が起こるのは、患者が避病院を嫌忌して、ひとりの医師の診断では満足せず、複数の医師の立ち会いを要求するからであると分析していることがわかる。

そこで、玄洋医会福岡支部は、時期を逸せず患者を避病院に送致するために、次の二件を福岡市長に建議することを決定した。

一　市役所出張所に二名の検疫医を配置し、コレラの届出があれば、ただちに検疫委員と共に出張して、消毒全般の指示を行うこと。

一　玄洋医会と福岡市会は組合を設け、各組に監督者数名を置き、業務上の事を監理すること。各自が「カンタニー氏皮下注射器」を用意し、いつでもその療法を加えることができるよう準備すること。[14]

ひとつめの建議では、八月六日妙音寺に設置された出張所に二名の検疫医を置き、検疫委員とともに出張して、消毒の指示や患者の治療を迅速に行うことができるよう体制を整えること、ふたつめの建議では、玄洋医会と福岡市会が連携して組合を設け、各組に数名の監督者を置くことで業務を監理するとともに、「カンタニー氏皮下注射器」を備え置き、皮下注射による治療をすぐに行えるように準備することが提案された。

そして、出張所の検疫医については、今後は玄洋医会が組織を挙げて検疫医を担当し、医師の人員確保に協力するとした[15]。

この建議を受け、福岡市は八月二三日より出張所に一名の検疫医を配備し、同二七日から翌月二日までの期間は二名の検疫医（給与は一日二円）を置いた。

ふたつめの建議は、臨時衛生委員の創設というかたちで実現した。臨時衛生委員は市長の諮問機関という性格と、衛生組合を監督・指導する機能を持ち、市会議員からは大庭弘・鎌田昌大・丸田重雄・山本與志介の四名、玄洋医会からは福岡病院副院長の熊谷玄旦をはじめとする林寛一郎・波多江嘉平・大賀一直・古川泉造・井上侃斎の六名が就任した。

八月二〇日、福岡病院の医学士による避病院巡視がスタートした。医学士による巡視は、避病院の治療効果を向上させた。第二避病院の検疫医として、「カンタニー氏皮下注射器」による食塩液注入の治療を行った津田医師は、その成果を次のように述べる。

博多港検疫所附属病院では、一八〇余名のコレラ患者を治療した。福岡病院の四医学士による懇篤な指導のもと、現在、おおいに採用されているカンタニー氏食塩液を生成し、注射による皮下注入を行うことに努めた。私が注射を行ったのは一一二名、注入回数は一五〇余回に及ぶが、結果を熟考すると、さまざまな療法のなかで皮下及び腸内への注入は抜群の良法であり、効果を確信する[16]。

福岡病院の医学士による懇篤な指導のもと、当時もっとも採用されていた治療法である「カンタニー氏皮下注射器」による食塩液の注入を実践し、その治療の効果は確実にあったと津田医師が述べていることがわかる。

津田医師がまとめた報告書によると、「食塩液注入を行った者」と「食塩液注入を行わなかった者」の死亡率は、前者が一一二名中七七名（六八・七五％）、後者が七五名中五七名（七二％）であり、「食塩液注入を行った者」の死亡率が低いことが確認できるが、その差は僅かなものである。

しかし、津田医師が示したデータのうち、両者の発病より入院までの時間を比較すると、その時間が二四時間を超える者が「食塩液注入を行った者」は約三四％、「食塩液注入を行わなかった者」は約一四％であり、その約一四％には、軽症のため皮下注入を必要としなかった者が多数含まれていたという。

また、死亡者の在院時間を見比べると、「食塩液注入を行った者」は約六〇％の者が一〇日以上生存しているのに対し、「食塩液注入を行わなかった者」は約六〇％の者が二四時間以内に息を引き取っていた。津田医師は、末期になった者は注入しても多くは効果がないが、注入によって一時的にとはいえ生命を保つことができたのは、この治療法が無効ではなかった証拠であると述べ、早い段階で食塩液の皮下注射を行えば、生存率を格段に高めることができるという確信を述べた[17]。

コレラの病勢が落ち着きを見せはじめた九月二一日、福岡市会では、一日に二円五〇銭の手当を要する医学士の避病院巡視をいつまで継続するかという議論が交わされた。そのなかで、継続解除の意見を出した山本與志介議員は、次のように述べている。

医学士が一日一回、巡視することになり、患者の治療にも余程功績があった。けれども、今では担当医も数十日の経験があり、あるいはコレラだけならば医学士の右に出るかもしれないほどである。実際、担当医の治療について、医学士が感服することもあると聞く。赤痢は、最初のころは隠蔽の憂いもあったが、今日では患者が自から進んで入院するものが多い[18]。

医学士による避病院巡視の成果は十分にあり、隠蔽が多かった赤痢患者も、いまでは避病院を忌避せず、進んで入院するようになったという。山本議員は、すでに十分な成果を得ることができたので、医学士の巡回を解除しようと意見した。

多数決の結果、医学士の避病院巡視は一六日間の延長が決定した。とくに熱心に継続の必要性を訴えたのは鎌田昌大議員であった。鎌田議員は、第十回福岡市会（一〇月一日）の「流行病予防費」の徴収をめぐる議論のなかで、その日暮らしの者が多い二十八等級以下の住民は、その徴収を免除するべきであると提案するなど、税に対する考え方がほかの議員とは違うところがあった（第一章参照）。このことは、継続を訴える次の意見のなかにもよく反映されている。

はじめは病院の信用を伝えるために医学士を招聘したと言われているが、そうではない。外は病院の信用を伝え、内は治療の完全を得るがためである。また、治術が一定したから、医学士は不必要というのも、そうでない。病気は変化の甚だしいものである。その対処のためには、学理の応用が求められる。ゆえに患者が減ったからといって、すぐに医学士巡回の廃止を論じるべきではない。人々が租税を出すのは何のためか。生命と財産の保護を託すためではないのか[19]。

ここでは、人々が租税を出すのは何のためか、生命と財産の保護を託すためではないのかと訴えながら、医学士の避病院巡視の継続を訴えていることがわかる。

❸ 衛生組合の設置

明治二三（一八九〇）年四月、福岡県知事・安場保和は福岡市長・山中立木に対して、七項目の規約の例案を示した訓令を発し、福岡市における衛生組合の設置を求めた。次に掲げるのは、衛生組合の設置目的を説明した箇所である。

今日のような病勢に至っては、人民各自が充分に奮起し、自治の精神をもって防御の方法を考究し、撲滅の計画を立てることがなければ、効果をあげることはできない。そのために市内一町を適宜に分画し、衛生組合を組織させなさい。そして、病毒の撲滅に効果があると認められる事項について、十分に話し合いを行い、規約を作成し、厳密に履行させなさい。[20]

ここでは、住民自治の精神を発揮して衛生組合を設け、ともかく予防に効果があると思われる事項を出し合い、規約を定め、履行させるよう、福岡市に対して指示していることがわかる。

八月二七日、博多は片土居町妙行寺、福岡は東職人町大長寺と唐人町成導寺で、衛生組合の設置を指示する集会が開かれた。福岡市各町の代表を招集して、衛生組合の趣旨を語ったのは、玄洋医会の建議で誕生した臨時衛生委員会のメンバーであった。

次に掲げるのは、このとき臨時衛生委員のメンバーが各町の代表に示した衛生組合の設置に関わる協議の要件である。

各町協議の要件

一　市内一町ごとに衛生組合を設け、組合内に数名の委員を置き、左の事柄を行き届かせること
ただし、組合内に便宜上、小組合を設けることは各町の判断に任せる
毎戸、清潔法に注意させること
毎戸、飲食物・其他の摂生に注意させること
大便所には消毒のため石灰乳を投入させること
流行病患者の隠蔽を防ぐこと

一　各町は、町衛生委員を本月二八日までに選定して、市役所・出張所に報告すること[21]

衛生組合の設立を通じて、各戸の清潔法や飲食その他の摂生、患者隠蔽の防止などを、住民相互の監視によって行うことが義務化されていることがわかる。注目されるのは、それぞれの衛生組合のまとめ役として、町衛生委員の選出を求めていることである。臨時衛生委員会のねらいは、衛生組合の代表者である町衛生委員を指導・監督することで、地域における衛生組合の機能を徹底させることであった。

新聞報道を見ると、集会のあと、ただちに薬院町ほか一三町や橋口町が衛生組合を設け、地域で守るべき規約を定めたことがわかる。薬院町ほか一三町は、それぞれの代表が話し合いを行い、（一）各町は、委員数名を設けて各町の清潔法を検査し、不行届の家には指導を加えて清掃させること、（二）住民各自は摂生を怠る者に対して説諭を加えること、（三）盆・祭の行事は墓参りに限ることとし、各自で祭典を行わないことを定めた[22]。

薬院町ほか一三町が規約の内容を揃えたのに対し、橋口町は東部と西部に分かれ、それぞれで規約を定めた。橋口町東部では、（一）八名の町衛生委員が伝染病予防に関わるすべての事柄を取り締まること、（二）共有金で消毒用の石灰五十俵を購入して各戸へ分配すること、（三）盆・祭の行事は廃止することなどが定められた[23]。

福岡市内各町で衛生組合が設置され、規約が定められていった一方で、福岡市会は、臨時衛生委員の答申に基づいて、巡視係という新たな職を誕生させ、一三名の人員を配置した[24]。

巡視係は、日夜数回、市街各戸を巡視して、住民は清潔法を実施しているか、地域は患者の隠蔽に注意を払っているか、チェックを行った。臨時衛生委員―町衛生委員―衛生組合という医療行政・衛生行政・地域社会を連結する指令系統は、巡視係を置くことによって、各町の住民が相互に監視して、伝染病予防に取り組んでいるかをチェックする機能を手に入れたのである。

巡視係の設置は、警察に頼ることなく、医師を主体とする「自治的予防体制」の領域で、隠蔽患者の発生を予防することを意図したものであった。しかし、当時の新聞報道を見ると、医学的な知見をいっさい持たない巡視係が、医師の診断に口を出し、かえって現場が混乱するという事件も発生していたことがわかる。

福岡市では、コレラ大流行につき、いっそう精密に予防法を施行させようという意図のもと、巡視係を設けた。各町・各戸の検査はよろしいが、巡視係はコレラを発見することがお役目ではなく、篤く人民を説諭し、予防法を隈なく行き届かせ、もし隠蔽患者がいれば説得して入院させることがお役目であるはずが、どうもすれば酷に過ぎ、役目を笠に他の患者までもコレラの如く言い放つ。神経質な患者が思い込みから本当にコレラになったらどうするつもりか。一昨日も林為次郎医師が腸カタルと診断したものを、巡視係はいやいやコレラであると主張して、検疫医の井上医師の診察を請うといった騒動が起こった。結局は林医師の診断が正しかったが、巡視係はその患者の便物を検査させるため、わざわざ林医師のもとに持ち込んだという。[25]

先述したように、当時の医師のなかには、コレラをコレラとして診断せず、患者と結託して隠蔽に手をかす者もいた。このことからすれば、巡視係が医師と対立する場面が発生することは、ある意味ではやむを得ないことであった。とはいえ、医師にコレラではないと言われ安心したそばから、はっきりとした根拠もないのにコレラと決めつけられ、騒動に巻き込まれた地域住民にとって、巡視係の態度はたまったものではなかっただろう。

巡視係の給与は、伝染病流行に対応して設置された臨時出張所の人件費のうちから出されたため、出張所の廃止に伴い、巡視係も廃止になる予定であった。[26]

しかし、九月二一日から開催された第九回福岡市会では、このことを見越して、巡視係の人員を再消毒夫として雇用するアイデアが出された。巡視係は「患者ノ家」や「不潔ノ家」がどこにあるのかを熟知している、「再消毒」は巡視係に行わせることが好都合であるというのである。[27]

福岡市会で「再消毒」の議論が行われるのは、一〇月一日、第十回福岡市会に議案第四〇号「明治廿三年自十月一日至全月廿日流行予防費収支予算」が提出されたときである。つまり、この時点では、「再消毒」の対象は患者の家のみか、それとも「不潔家屋」を含むのかといった議論はいっさい手がつけられていなかった。そもそも、「不潔家屋」とは、何をもって「不潔家屋」と見なすのかという議論が福岡市会で行われたことは、一〇月一日の第十回福岡市会以降も一度もない。

にもかかわらず、巡視係は「再消毒」するべき「不潔家屋」を詳しく把握する者として、福岡市会では認知された。巡視係の人員が、このあと再消毒夫に雇用されたのかどうかはわからない。しかし、医学的な知見をいっさい持たない個人の偏見を出発点とした「再消毒」(消毒的清潔法)が行われる可能性は十分にあった。

❹ 消毒法練習会の開催

明治二一(一八八八)年三月一日警察令第三号「伝染病予防取締規則」では、医師が患者の診断を行い、「六種伝染病」(コレラ・腸チフス・赤痢・ジフテリア・発疹チフス・痘瘡)の感染が認められたとき、その医師は相当の処置を行い、予防・消毒の方法を患者の家族に教示するとともに、病名・患者の住所・氏名・年齢・診察日時を書いた診断書を警察分署、巡査派出所または戸長役場に届けることが義務づけられた。

その後、明治二三（一八九〇）年一〇月一一日、内務省訓令第六六八号「伝染病予防心得書」が示され、コレラや赤痢などの伝染病の種類に応じた消毒法の内容が明らかにされた。しかし、地方の医師には、診断後、消毒法の指示を適切に行うことができないばかりでなく、患者と結託して隠蔽に手を貸す者さえ存在した。[28]

明治二四（一八九一）年一二月一五日、福岡県知事・安場保和は福岡病院長・大森治豊に訓令を発し、福岡病院の「巡廻医学士」を利用して、地方の医師が伝染病の診断後、適切に消毒法の指示ができるように指導してほしいと依頼した。次に掲げるのは、その訓令の一部である。

近来、町村医師の挙動を見るに、伝染病患者を診察しても、予防・消毒の方法を患者に示さず、甚だしい場合には、伝染病と診断しながら隠蔽に手をかし、処罰された者さえいる。昨年、処罰された医師は二七人もいた。医師は、伝染病を診断したときはただちにその筋へ届け出て、予防・消毒等の方法を患者家族に丁寧に示し、病毒伝播の防止に尽力する義務がある。医師による隠蔽行為は不都合の極みであり、伝染病予防の妨害として、これよりも甚しきことはない。医学士巡廻の際、参集した医師たちへ、伝染病患者やその家族に対する処置や届出方法などを懇篤に訓戒・教示して、医師の本分を間違わないように充分誘導してほしい。[29]

安場保和の訓令は、伝染病患者の診断・予防を適切に行う医師の供給という、差し迫った問題に対処するため、「巡廻医学士」の教育的な機能に注目したものであった。かつて福岡病院の断絶という危機のなか、福岡県衛生課長・木戸麟が訴えた「巡廻医学士」の意義が、ここで日の目を見たのである。

明治二六（一八九三）年五月の福岡県知事・山田為暄の時代には、「巡廻医学士」を発展させた消毒法練習会の開催が要請された。消毒法練習会とは、福岡病院の医学士と県の衛生行政官が地方に出向き、警察官の立ち合いのもと、各市郡の町村長・役場吏員・医師・市町村の衛生組合長などが練習員となって実践的に消毒法を練習する取り組みである。本物の民家や船舶を借り受け、本物の消毒薬を使用し、井戸浚い・下水疎通・汚穢物の焼却などを行う「人夫」にも給与を支払い、本番さながらの練習を行うことが指示された。[30]

第一回消毒法練習会は、七月三日、遠賀郡若松町で二日間の日程で開催された。その数日前、福岡病院の医学士と県の衛生行政官は同地へ行き、練習に適した器具や物品等をそなえた民家を借りた。このときの練習会は、遠賀郡各町村長や若松地方の医師及び巡査等が集められ、一日目は消毒薬（石炭酸・昇汞水・生石灰）の溶解法の実演と仮設患者宅での消毒法の実習、二日目は衛生行政官と医学士による講義が行われた。

消毒法練習会では、患者の年齢・職業・家族構成・行動歴などが具体的に設定され、練習生は、与えられた患者の情報を手がかりに、まずは自分の判断で消毒を行った。医学士が最初に正しい消毒法の方法を教授するのではなく、あとから良かったところや悪かったところを一つ一つ指摘し、懇談するという方法がとられた。[31]

第一回消毒法練習会　遠賀郡若松町

患者の情報

一 患者　コレラ　三九歳　男性

一 職業　日雇稼

一 家族　五人

一 本患者、生計貧困。本年一月頃、某地方へ出稼に行き、七月一日帰宅。出発前後、体調不良はなし。昨二日夕刻、軽少の下痢を一回したが、特に注意を払わなかった。同夜はいつも通りの時間に就寝。三日午前一時頃、にわかに吐瀉を数回発する。そのため医師の診察を受けたところ、真症のコレラと診断される。目下、出稼ぎで行った其地方はコレラの流行中であり、同地で感染したことが疑われる。患者は現在、治療中である。

一 昨二日夕刻の一回及び夜半数回の下痢は、通常の便所を使用した。

一 夜半、吐瀉一回。場所は屋内の土間。

一 夜半、寝床で吐瀉。その吐瀉物は、患者の古着で拭う。このとき使用した古着は、そのまま病室の片隅に置く。

一 患者の着衣や吐瀉物は、汚穢物として、今朝、患者の妻が井戸端に持ち出し洗浄した。

右に対する消毒の方法

一　屋内や土間の吐物は、石灰乳を注ぎ、鍬で土とも適宜に粗削り、ブリキ缶に入れること。そして、その跡にも充分に石灰乳を注ぎ、吐物を容れたブリキ缶と鍬は、あとで相当の処置を行うまで、邪魔にならない場所に置く。

二　患者は、医師の診察に従い、避病院に送ること。ただし、寝具は患者が使用したものを持たせること。

三　吐瀉物に汚染した畳・衣類・蓙、吐瀉物を拭った古着、患者が使用した飲食器・薬用器は、すべて焼却すること。

四　看病人の衣類、その他に病毒の汚染が疑われるものは、すべて湿熱消毒器で消毒すること。その他、病室内にある器具等は、石炭酸水で拭浄し、日光に晒すこと。

五　病室の畳は昇汞水を浸した布で拭い、その後、畳をあげ、床板にも昇汞水を散布すること。床板を掃除したあと、床板をあげ、床下を掃除し、それらの塵芥はすべて焼却すること。板張・柱・壁などは昇汞水で拭浄し、散布すること。

六　井戸端や下水が流れるさきには、充分に石灰乳を注ぎ、汚泥を浚い、その汚泥は前の吐物とともに伝染病墓地へ運搬・埋没すること。井戸を浚い、当分使用を禁ずること。

七　便所は石灰乳を注ぎ、踏板・壁・戸には昇汞水を注ぐこと。ただし、便所の構造によっては昇汞水を使用せず、すべて石灰乳を使用すること。

八　飲料水の容器は洗浄し、さらに浄水を汲み入れること。
九　家族は沐浴をさせ、摂生の必要を懇示すること。
十　使用した鍬は、十分に熱を加えて消毒し、また消毒に使用した布切は焼却すること。消毒に従事した人夫は、石炭酸水で丁寧に手足を洗い、その後、沐浴・更衣させること。

遠賀郡若松町の第一回練習会ではないが、戸田医学士に随行して別の練習会を見学した玄洋医会員のひとりは、県の衛生行政官が、消毒法練習会の趣旨やこれがはじまった経緯を語るなかで、消毒法練習会の性格を「自治的相談会」[32]と位置づけたことを記録している。消毒法練習会は県知事の訓令によって開始されたが、その主催はあくまで各市郡であり、またその練習会の実際も、最初に練習生の思うやり方に任せる方法が採用されるなど、「自治的相談会」というのにふさわしい雰囲気であった。そして、なによりもこの構想の出発点となったのは、玄洋医会を誕生させた医師たちが発案した「巡廻医学士」であり、「巡廻医学士」を知る医師たちにとっては、「巡廻医学士」の延長線上にある消毒法練習会は、もとより「自治的相談会」の性格を多分に含むものとして理解されたことだろう。

消毒法練習会は、その後、福岡県内の各地方において開催された。その実施状況を当時の新聞報道や『官報』から追うと、次の通りとなる[33]。

七月　　三日　　企救郡小倉村、五日　企救郡門司村、六日　企救郡門司港（船舶消毒の練習）、

一〇日　嘉麻郡・穂波郡、一二日　早良郡西新町、一三日～一八日　鞍手郡、
二三日　築城郡椎田村
二四日　京都郡行橋町、二五日　山門郡沖端村、二五日　山門郡有明村、
二七日　志摩郡前原村及び上妻郡福島町、二八日　上妻郡黒木町、二九日　下妻郡水田村、
三〇日　山門郡瀬高町、三一日　山門郡竹海村
八月
一日　山門郡瀬高町、七日　御笠郡水城村、八日　那珂郡三宅村、九日　那珂郡住吉村、
一九日　宗像郡下西郷村、二一日　久留米市
※八月一四日までには怡土郡、早良郡、嘉麻郡、穂波郡でも開催。
九月
一日　御井郡北野村、二日　御井郡山川村、三日　御原郡立石村、二二日　宗像郡内東部、
二八日　三潴郡大川町（赤痢消毒練習会）

練習会への参加人数は、少ないときで三〇～五〇人、多いときでは五〇～一〇〇人であった。なお、九月二八日の三潴郡大川町の消毒法練習会は、赤痢の流行に対応して、コレラではなく赤痢の消毒法練習会が行われた。

最後に消毒法練習会の成果を検証することにしたい。当時の新聞報道を見ると、鞍手郡のある村では、消毒法練習会に参加した住民が、コレラ患者の発生という事態に慌てることなく対応し、村吏が駆け付けたときには、すでに消毒法がやり遂げられていたという記事がある。消毒法の具体的な技能向上を企図した消毒法練習会は、伝染病予防として一定の成果をあげるものであったことがわかる。

七月三〇日、鞍手郡のある村で一名のコレラ患者が発生した。村民は少しも時間をかけることなく、消毒法練習会で練習した通りの方法で消毒法を行った。村吏などが駆け付けたときにはすでに完全な消毒法が行われたあとであった。村吏などは、おおいに練習会の効果があることを感じたという[34]。

まとめ

福岡病院の医学士と県内の医師たちによって誕生した玄洋医会は、警察ではなく医師を主体とした衛生政策のあり方が模索された明治二〇年代前半の福岡県及び福岡市の「自治的予防体制」において重要な役割を果たした。

福岡市長が玄洋医会に依頼することによって実現した福岡病院医学士の避病院巡視は、避病院の治療機能を高めるとともに、市内住民の避病院に対する忌避意識を低減させた。また、玄洋医会の医師と福岡市会の議員をメンバーとして結成された臨時衛生委員は、臨時衛生委員―町衛生委員―衛生組合の指令系統を作り出し、巡視係を設けることで、地域の伝染病予防の実態をチェックする機能を獲得した。伝染病予防における最大の課題は、いかにして隠蔽患者の発生をゼロにおさえるかであったが、福岡市では、患者を受け入れる避病院と患者を送り出す地域社会の両方からその発生を予防する働きかけが行われ、それを背後から糸を引くかたちで関与したのが玄洋医会であった。

消毒法練習会は県知事の指令によって開始されたが、その構想の出発点を担ったのは、玄洋医会を誕生させた県内の医師たちの発案による「巡廻医学士」であった。玄洋医会員のひとりが記録したところによれば、県の衛生行政官は消毒法練習会の性格を「自治的相談会」と位置づけたとされるが、「巡廻医学士」を知る医師たちにとって、「巡廻医学士」の延長線上にある消毒法練習会は、もとより「自治的相談会」の性格を多分に含むものとして理解されたことだろう。

地方の衛生政策は、地域の実情や諸条件を考慮した現実的な対応を迫られた結果、中央政府の法令の範囲内で、その地方に固有の性格を持つようになった。福岡県及び福岡市の衛生政策において玄洋医会が果たした役割は極めて大きなものであり、玄洋医会の働きによって、その衛生政策の地方的性格が決定された。

コラム③ 飲み水と屎尿の処理

コレラの大流行は、たいていの場合、患者の排泄物等が飲料水に混じることで発生する。したがって、コレラの予防には上下水道の整備が不可欠であったが、福岡市にかぎらず、それには多くの時間を必要とした。明治二二（一八八九）年、福岡市は英国人技師バルトンを招聘して、上下水道改修の調査を行った。二〇年後の明治四二（一九〇九）年、上水道創設計画がはじまり、大正一二（一九二三）年三月、曲渕ダムや平尾浄水場が完成し、福岡市の水道事業がスタートした。

もとは埋め立て地であった博多浜辺の町の井戸水は、塩分が強く飲めるものではなかった。そこに出現したのが水売りであった。明治二九（一八九六）年、市の許可を得たひとが東公園松原の井戸で水を汲み、荷車を引いて松原水を売りはじめた。水売りは、荷車に一斗樽を並べて乗せ、注文を受けた家に配達した。

下水事業のはじまりは、昭和五（一九三〇）年であった。博多では、小便は川向うの農家、大便は遠方の糟屋や筑紫野の農家が汲み取りにきた。明治一〇（一八七七）年頃の相場では、一人、一年分の大便が玄米またはモチ米で五升から六升、小便が四升であったが、物価の上昇につれて屎尿代も値上がりした。

明治二四（一八九一）年から明治二五（一八九二）年にかけて、値上がりする屎尿代をめぐり、福岡市ではこんなことがあった。明治二四（一八九一）年九月、福岡市近郊の農家は、台風の影響で収穫前の稲を失った。おりしも福岡市近郊の糟屋・席田・那珂・御笠・早良の五郡は、五郡肥料組合を結成して肥料の研究をはじめた時期であり、結束して博多の町屋に屎尿代の値下げを要求することに決めた。

博多の町総代は、農家の強制的なのが気にくわない、五郡の農家以外にも肥料の買い手はいるはずだ、いざとなれば玄界灘に投棄しても構わないなどと言い、五郡肥料組合の要求を拒否した。五郡肥料組合は博多への肥料とりの出入りをストップさせたので、博多の町屋の便壺や共同の肥溜めは、大便や小便であふれかえった。

このとき福岡市にコレラ菌が侵入し、大雨や洪水が発生していたらと想像するとぞっとする。伝染病予防の観点から言えば、博多の町屋はずいぶんと危ない勝負をしたものである。

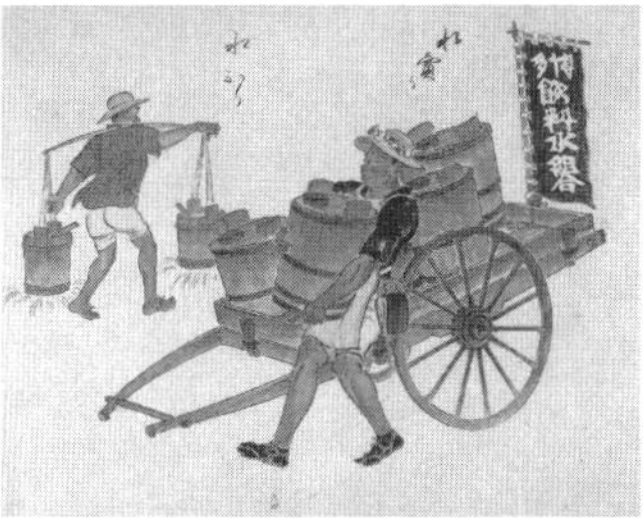

⑥博多の水売り

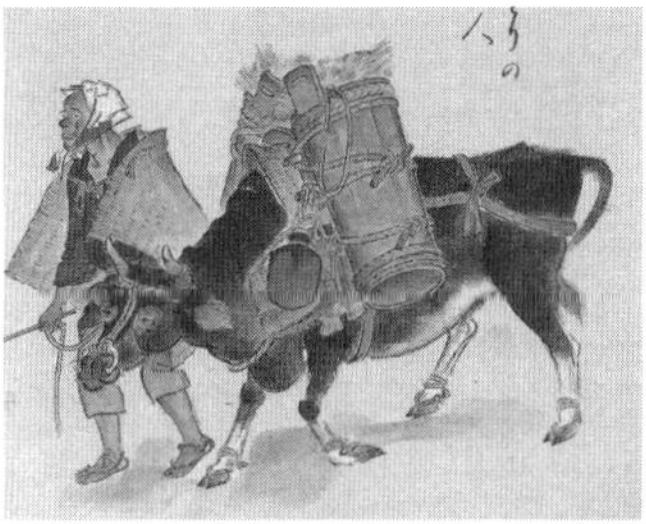

⑦牛の肥料とり

【参照文献】『明治博多往来図会　祝部至善画文集』、(一財)西日本文化協会、二〇〇九年。
井上精三『博多風俗夜話』、福岡市観光協会、一九七七年。

第三章

伝染病流行と公衆衛生施設

はじめに

明治期の地方議会では、伝染病予防の効果をあげて都市の住民の健康を増進するという目的のもと、日常生活で出たゴミを処理する共同芥溜（塵芥投棄場）や、牛や豚を解体して都市に食肉を供給する屠牛場などの公衆衛生施設を、都市の内部から都市の周縁部へと再配置する議論が交わされた。福岡市では、明治二〇年代前半の福岡区会及び福岡市会において、街路便所の改良や共同芥溜及び屠牛場の整備・移転などが議論され、明治三〇年代前半にはこれらの施設は市内から姿を消し、市の周縁部に再配置された。

伝染病の流行は、いうまでもなく地域住民すべての命を脅かしたが、その日の飯を食うことがやっとの庶民にとって、中央政府が定める法令は、自分たちの生活とは縁のない遠くで響くかけ声であった。そのため、「地方自治」が法令に準拠して伝染病対策を遂行しようと思えば、中央政府の法令と地域住民の意識の接合をはかり、地域の生活に大きくかかわる問題として、伝染病対策の正当な論理を示す必要があった。

福岡区会及び福岡市会の議論や伝染病対策の動向を読み解くと、当時の福岡県衛生課長であり、大日本私立衛生会福岡支会のメンバーであった木戸麟の「健康都府」という構想が、地方議会の決定や福岡地方に普及した衛生知識の内容に大きな影響を持っていたことが確認できる。木戸麟の衛生観に注目することは、福岡市では誰がどのようにして伝染病対策を遂行する論理を準備したのかという問題に迫るうえで極めて重要である。

次に問題となるのは、公衆衛生施設をめぐる既得権との衝突である。街路便所・共同芥溜・屠牛場は、「不潔」や「悪臭」で表象される共通点はあるものの、その利益の配分の仕組みには大きな相違点があった。特に街路便所は、大便・小便の所有権を持つ地域住民がそこから派生する利益を取得したのに対し、屠牛場はただ営業者のみがその利益を得るというように、既得権を主張する勢力としての歴然とした数の大・小が見られた。公衆衛生施設の整備・移転は、地域住民や営業者の既得権との衝突が避けられない問題であり、多数派も少数派も、抵抗するときは既得権を主張した。しかし、多数派が少数派の既得権を奪いとるとき、多数派が利用するのは「地方自治」が準備した伝染病対策の論理であった。

　中央の法令と地域住民の意識の接合をはかる伝染病対策の論理が準備され、既得権をめぐる衝突を乗り越えて、明治三〇年代前半、福岡市内から共同芥溜や屠牛場は姿を消した。このことは、「不潔」や「悪臭」を排除することができる「地方自治」の成立を意味するものであった。本章では、このような視点で公衆衛生施設を都市の周縁部に追いやる論理が形成される過程と、街路便所の改良が行われ、共同芥溜及び屠牛場がそれぞれ都市の周縁部へと追いやられる経緯を具体的に叙述することにしたい。なお、屎尿の処理は、福岡市外の農家が汲み取りに来ており、当時は公的な汚物処理システムに組み込む必要はなかった。

❶ 木戸麟の衛生観

　木戸麟は、嘉永元（一八四八）年一二月に土佐国中村（現・高知県中村市）で生まれた。幼年期に儒学を学び、大阪に遊学して華岡流の医学を修業したあと、地元で医院を開業した。[1] 維新後は、明治三（一八七〇）年三月に高知藩の兵隊附医師となり、明治五（一八七二）年五月に陸軍省軍医寮に出仕、陸軍本病院勤務や東京鎮台府第一大隊附医師等を経て、明治七（一八七四）年六月に熊本鎮台病院勤務、翌七月には陸軍軍医補となった。

明治一〇（一八七七）年四月から同一二（一八七九）年八月にかけて、木戸は群馬県に出仕し、学務課や衛生課兼医学校御用掛等を務めた。群馬県では、県令・楫取素彦の指示のもと、修身の教科書の編纂（『修身説約』や『修身説約問答』など）に取り組み、また医学校病院規則の制定にも関わった。

明治一二（一八七九）年一二月、福岡県に出仕して衛生課兼学校掛となり、同一九（一八八六）年九月には衛生課長となった。この間、明治一五（一八八二）年一一月に『病名類別集』、同一九（一八八六）年三月には『産婆手引草』を刊行し、また同三月、『虎列剌病　田舎消毒談』をまとめて内務省に贈付した。

『病名類別集』はひとことでいえば病名の字引きである。[2] 当時、地域で活動する医師たちは、それぞれの流儀で診断書を記入した。そのため、同じ病気であっても病名が違うことがあり、病気ごとの患者数や死者数の統計を作成して県に報告する市や郡の衛生行政の担当者には、なにかと不都合が多かった。『病名類別集』はこのような衛生業務の不都合を取り除くことをねらって編纂された、いわば衛生行政担当者のための実用の書であった。

『産婆手引草』は、出産に関する衛生知識を産婆たちが理解できるように、平仮名交じりの平易な言葉でまとめたものである。[3] 産婆たちの技術には衛生的な課題が多くあったが、その技術を頭ごなしに否定しても、現状は反発が生まれるだけで益するところが少ない。そう判断した木戸は産婆たちの技術をある程度認めたうえで、最低限の衛生知識の普及をねらった。なお、同書には長与専斎と後藤新平が題辞をよせている。出版に際して、木戸は内務省衛生局と福岡医学校のチェックを求めており、その過程で長与専斎と後藤新平の目に留まったのだろう。

『虎列剌病　田舎消毒談』（全一九頁）は、木戸が検疫委員として明治一八（一八八五）年にコレラ流行地に出張し、消毒法を行った経験をまとめたものである。次に見るのは、その冒頭部分である。

明治一八年一〇月、福岡県筑後地方でコレラが流行した。わたしは検疫委員のひとりとして、その地方に出張し、流行の防止に乗り出した。このときのコレラ患者で私が接した者は、多くは貧賤の者であった。衣・食・住がはなはだしく下等であった。飲食に渇飢し、住居は穴居野処（家を建てず、穴に住まったり、野で暮らしたりする）と称するほど粗末であった。消毒の方法も臨機応変になり、畳の上の水連（理論や知識を知っていても、実際には役に立たない）では、考えられないことばかりであった。そこで、今回のあらましを書き残し、まだ消毒法を地方の貧家で行ったことのない人々に、そのときの様子を伝えることにした。[4]

木戸が出張したコレラ流行地の人々は、衣食住がはなはだ「下等」であり、飲食に飢え、ほら穴や野原に住むような暮らしであったという。『虎列剌病　田舎消毒談』は、木戸が自身の経験に基づいて、消毒に必要な薬品や湯沸かしのための家財（鍋・七輪・竈等）などが不足するなかで、どのようにそれを補いながら消毒を実践すればよいかをまとめた実用の書であった。

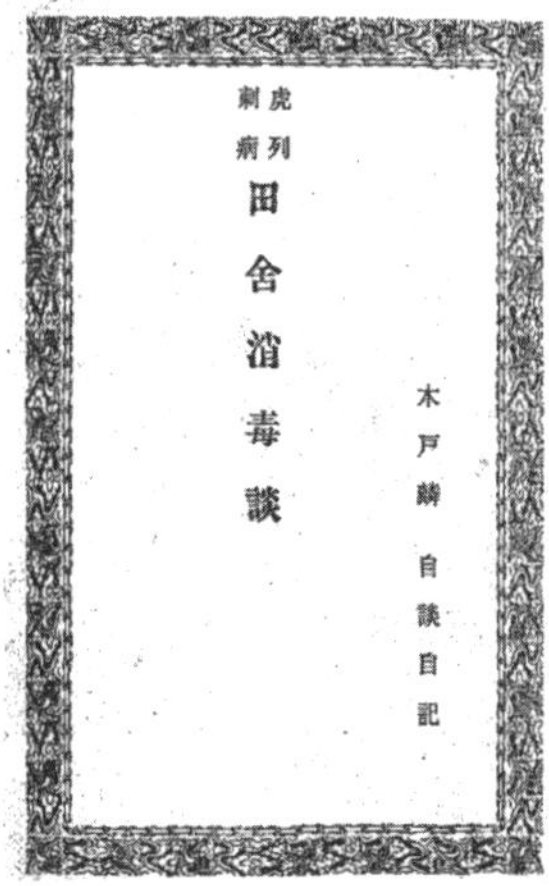
虎列剌病
田舎消毒談
木戸麟自談自記

※国立国会図書館デジタルライブラリーより転載。

次に木戸の大日本私立衛生会福岡支会会員としての活動を見ることにしたい。明治一六（一八八三）年五月、大日本私立衛生会が発足した。福岡支会の発足時期は不明であるが、福岡区では明治一七（一八八四）年九月頃に福岡私立衛生会が誕生、同一〇月には『福岡私立衛生会雑誌』第一号を発刊、木戸麟・近藤周作・大島健吉の三名が演説を寄稿した。大島健吉は木戸麟と同様、福岡県衛生課の職員であった。大日本私立衛生会福岡支会はこの福岡私立衛生会誕生前に発足し、のちに福岡私立衛生会が合流する。なお、木戸は明治一九（一八八六）年一月には『大日本私立衛生会雑誌』第三三号に論説「独立衛生ノ説」を寄稿しており、その点での実績もそなえていた。[5]

『大日本私立衛生会雑誌』には、各地の支会の動向を紹介する通信欄があり、福岡支会の動向も「福岡通信」として紹介されている。この通信欄は、時期によって内容の質や量に大きな変化が見られる。しかし、明治二一（一八八八）年と明治二二（一八八九）年に関しては、福岡支会の常会で誰が演説を行い、また県内各地で開催された衛生講話会に誰が出張し、どのくらいの参加者がいたのかが具体的に明記されている。

【表1】は、木戸がこの期間に行った常会や衛生講話会での演説タイトル、主催者、参加人数等を示したものである。これを見ると、木戸がかなりの回数の衛生講話を行っていたことが判明するが、実際、木戸は明治二〇年代前半の福岡地方においてもっとも多くの衛生講話を行った人物であった可能性が高い。

常会とは福岡支会主催の衛生講話会であり、月に一回または隔月に一回開かれた。例えば、明治二一（一八八八）年五月二六日の福岡支会第六回常会では、次のようなメンバーによる講話が行われた。これを見ると、医師や医学士に交じって、衛生課長の木戸も講話を担当していることがわかる。

黒瀬純貞医師「飲食物の注意」、榎本與七郎医学士「貧児の衛生」、樋口惣次郎医師「衛生上医俗の関係」、吉富実医師「病毒予防の一般」、大場弘県会議員「衛生の沿革」、河村敦新聞記者「遺伝と習慣の利用」、木戸麟衛生課長「知育と体育の関係」、河野智眼僧侶「福神の定宿」[6]

臨時衛生会とは、各村が大日本私立衛生会福岡支会に講師の派遣を依頼して、衛生講話会を開催したものである。例えば、明治二二（一八八九）年八月三日の早良郡姪浜村臨時衛生会は、村民に衛生の大切さが行き届くようにという有志の希望で企画された衛生講話会であった。この村は、明治一八（一八八五）年にコレラの襲撃を受けており、魚類の売買を介してのコレラ発生や、下水溝の疎通の悪さが心配されていた。[7]このとき講師として派遣されたのは、木戸麟と人島健吉らであった。

山門郡私立衛生会や築城郡・上毛郡私立衛生会は、各郡の医師等が結成した大日本私立衛生会とは別組織主催の衛生講話会である。これらの講話会も、たいていの場合は福岡支会に講師の派遣が要請された。そして、その講師として派遣されたのが、福岡県衛生課につとめる木戸麟や大島健吉であった。築城郡・上毛郡私立衛生会の講話会では、大島健吉が「黴菌の話」、木戸麟が「衛生の目的」と題して演説を行った。[8]

【表１】木戸麟による衛生講話の実施状況について

月日	タイトル	主催・会場・参加人数など
M21/1/28	「医薬の関係」	第 2 回常会。福岡区片土居町稱名寺。
M21/2/25	「歯の衛生」	第 3 回常会。早良郡西新町。参加者 600 名。
M21/3/31	「虎列刺予防法の要点」	第 4 回常会。福岡区万行寺。参加者 2500 名。
M21/4/28	「衛生上の注意」	第 5 回常会。福岡区圓應寺。
M21/5/12	「家屋の話」	福岡区西街小学校臨時衛生会。参加者 500 名。
M21/5/19	「知育体育の要点」	荒戸小学校臨時演説会。参加者 500 名。
M21/5/26	「知育と体育の関係」	第 6 回常会。粕谷議事堂。
M21/9/29	「衛生の目的」	那珂郡薬院村臨時衛生会。参加者 1000 名。
M21/10	「衛生の案内」	那珂郡高宮村臨時衛生会。参加者 500 名。
M21/12/8	「衛生の目的」	怡土・志摩郡衛生演説会。参加者 500 名。
M21/12/22	「衛生の目的」	早良郡田島村臨時衛生会。参加者 600 名。
M22/3/12	「衛生の目的」	那珂郡仲村臨時衛生会。参加者 1000 名。
M22/3/17	「衛生の目的」	那珂郡豊富村臨時衛生会。参加者 500 名。
M22/4/11	「衛生の目的」	穂波郡衛生会。参加者、開業医など 600 名。
M22/4/13	「衛生の目的」	鞍手郡衛生会。参加者、教員など 700 名。
M22/4/24	「衛生上の目的」	山門郡私立衛生会第三回常会。参加者 700 名。
M22/4/26	「家庭教育」	山門郡瀬高町衛生会。参加者 700 名。
M22/4/28	「衛生の目的」	上妻郡臨時衛生会。参加者 1000 名。
M22/8/3	「悪疫予防の要点」	早良郡姪浜村臨時衛生会、参加者 500 名。
M22/8/10	「悪疫予防の要点」	糟屋郡宇美村臨時衛生会、参加者 400 名。
M22/9/3	「衛生の目的」	築城郡・上毛郡私立衛生会、参加者 400 名。
M22/9/4	「衛生の目的」	築城郡・上毛郡私立衛生会、参加者 300 名。
M22/9/5	「衛生の目的」	築城郡・上毛郡私立衛生会、参加者 600 名。
M22/9/15	「本会ノ理体」	福岡支部臨時会。
M22/12/14	「衛生の大意」	早良郡田隈村臨時衛生会。
M22/12/21	「衛生の大意」	早良郡姪浜村臨時衛生会。

※『大日本私立衛生会雑誌』第五七号～七七号、明治二一年～二二年に基づいて作成。

明治二三（一八九〇）年七月一六日、四日前の同一二日に木戸麟が博多片土居町稱名寺で行った「虎列剌予防法の要点」と題する講話が『福陵新報』に掲載された。この講話は、コレラ予防を「姑息法」と「根治法」の二つに分類して、「伝染病予防心得書」（明治一三年八月）に基づく四つの予防法である摂生・清潔・隔離・消毒を「姑息法」、木戸自身が提唱する「健康都府」の造成を「根治法」として、参加者に語りかけるものであった。

> コレラの予防法は、「根治法」と「姑息法」の二つがあります。「根治法」でなければ、枕を高くして眠ることはできません。「根治法」とは何か、毎度申し上げています「健康都府」を造ることです。ですが、「健康都府」はすぐに造ることはできません。目下のところは、「姑息法」を厳しく行っていくことのほか、コレラの予防法はないでしょう。「姑息法」と言うと、「因循姑息」の言葉を思い浮かべ、何の役にも立たないことのように思われ人もいるかもしれません。ですが、そういうことではありません。「姑息法」というのは、「根治法」に対しての「姑息法」でして、時宜にかなった「姑息法」はじつに大切な緊急の予防法です。目下は、その時宜に適しています。今日は最初に「姑息法」を述べ、速やかに皆さんがこれを断行されることを希望し、催促します。目下のまん延を防止するためです。そして、最後に「根治法」を述べ、大きな希望を未来に託すことに致します。[9]

木戸は、摂生・清潔・隔離・消毒といった予防法の効果を認めていないわけではないが、コレラの流行を根本的に防止するためには、福岡市を「健康都府」として改善する必要があると考えていた。「「根治法」とは何か、毎度申し上げています「健康都府」を造ることです」のひとことは、衛生講話のたびに、木戸が「根治法」としての「健康都府」の意義を繰り返し提唱していたことを物語っている。

では、木戸麟が提唱する「健康都府」とは、どのような構想であったのだろう。明治二一（一八八八）年三月発刊『大日本私立衛生会雑誌』第五八号の「福岡通信」には、木戸麟演説「福岡区の健康都府たらんことを希望す」が五八文字×一〇六行にわたって掲載されている。[10]この演説が掲載されたのは、福岡支会が本部にむけて演説の原稿を送付したことがきっかけである。

木戸麟の演説に目次や小見出しはない。ただ、ここでは便宜上、①経済の失敗をもたらす「不健康都府」、②福岡区を「不健康都府」にする原因、③福岡区の「不健康都府」としての損失、④福岡区を「健康都府」に改善する方法という四項目にまとめ、その要約を示すことにした。また、もとの原稿には【表】もないが、木戸麟が算出した汚物の排出量と浸透量の数値をわかりやすく把握するために、【表2】にまとめることにした。

木戸麟「福岡区の健康都府たらんことを希望す」（要約）

①　**経済の失敗をもたらす「不健康都府」**

「健康都府」は衛生に適した都府である。そこでは、人々は安心して生活を過ごし、病気で命を奪われることなく天寿をまっとうする。衛生はなにも難しいことではなく、息災延命・家運長久・子孫繁唱の達成が目的である。「健康都府」で暮らす人々はその目的を達成することができる。

「不健康都府」では、人々は決して安心して生活することができない。多くの人が天寿をまっとうすることなく伝染病に倒れる。伝染病は、商売の大事なときにかぎって流行し、物流の閉塞や人々の交通遮断によって経済の失敗をもたらす。熱心に勉励しても途中で健康を害して成果はあがらず、商売で成功をおさめても家族はみな病気で倒れ、後には何も残らない。息災延命・家運長久・子孫繁昌といった人生の目的を妨げるのが「不健康都府」である。

② 福岡区を「不健康都府」にする原因

「不健康都府」になる原因は、汚物による土壌の汚染である。汚物とは、大便や小便、厨房の残り物、下水等である。「健康都府」を造成するためには、汚物の土壌への浸透を防ぐことが大切であり、そのためには、汚物が土壌へ浸透する前に、都府の外部に運輸することが一番である。

ペッテンコーフェル氏の測定法を応用して、人口四万八九九〇人の福岡区の一年間の糞尿・小便・厨房の残物・下水の排出量を算出し、また、福岡区の諸条件を考慮して、土中への浸透量を仮定的に算出すると、年間で八四一三万八七〇八貫三三〇匁の汚物が土壌に浸透していることになる（算出方法は【表2】を参照）。これだけの汚物が浸透する「福岡区」はまぎれもなく「不健康都府」である。

③ 福岡区の「不健康都府」としての損失

福岡区が「不健康都府」である証拠は、次の三つの問題に表れている。伝染病が流行し、飲料水の水質が不良であり、住民の平均寿命が短いという問題である。

明治一二（一八七九）年から同一六（一八八三）年にかけて福岡県では、総数一一〇一人が伝染病にかかり、三三〇人が死亡した。これが強盗による被害で三三〇人が斬殺されたと想像すれば、事態の深刻さがはっきりするが、伝染病の場合は喉元過ぎれば熱さを忘れる。だから、人はいつまでたっても衛生に無頓着である。

井戸の水質を調べると、汚物が土壌に浸透した悪い影響がはっきりとあらわれている。福岡区で検査を行った六三五ヶ所の井戸のうち、良水はわずか五七ヶ所、五七三ヶ所は不良水であった。不良水には硫酸・塩素・アンモニアなどが含まれている。

福岡区の平均寿命は男三七年五ヶ月、女四〇年七ヶ月である。しかし、脊椎動物の寿命からすれば、人間は本来もっと長生きできる動物である。

④ 福岡区を「健康都府」に改善する方法

福岡区を「健康都府」とするためには、衛生の二大工事を行う必要がある。第一は、不浸透制の溝渠を作って下水を疎通すること、第二は上水を整えて良水を引くことである。横浜・函館・長崎ではすでにこれらの工事がはじまり、大阪も準備中であると聞く。土木事業には多大な金銭がかかるが、福岡区の有志より基金を募れば、この計画を実施することもできだろう。手順として、不浸透性の溝渠を作り、下水を疎通することがさきである。

【表２】木戸麟の計算による福岡区の年間汚物排出量とその浸透量

	排出量	浸透量
糞　尿	45万3059貫520匁 （約1,7000トン）	9万611貫904匁 （約3400トン）
小　便	14万9909石4斗 （2700万リットル）	4万9969石8斗 （900万リットル）
厨房の残物	119万9275貫200匁 （約4万5000トン）	47万9710貫8匁 （約1万8000トン）
下　水	245万4643石9斗 （4億4300万リットル）	220万9170石5斗 （3億3850万リットル）
計	1億62万5362貫20匁 （約377万300トン）	8413万8708貫330匁 （約315万520トン）

※浸透量の計算は、糞尿は毎朝農夫が8割を汲み取るので2割が浸透（便所の構造が悪いのでもう少し浸透の見込み）、小便は3分の1が浸透、厨房の残物は6割が市街運搬、4割が浸透、下水は9割が浸透と仮定して算出された。

木戸麟「福岡区の健康都府たらんことを希望す」は、衛生は息災延命・家運長久・子孫繁唱を達成することであると述べたように、平易な言葉で説明を行っている点に大きな特色がある。命を奪われる脅威を強調するばかりでなく、商売の成功や勉励の成果を台無しにするという説明を通して、人々の日常生活のなかに衛生問題を位置づけた。

ペッテンコーフェルの学説の影響は、汚物の土壌への浸透量を測定する方法や、最初の土木事業の取り組みとして、木戸が上水の整備より下水の整備を優先する点にあらわれている。ヨーロッパでコレラ論争を繰り広げたコッホとペッテンコーフェルは、コッホが上水、ペッテンコーフェルは下水の整備を優先したことで知られる。そして、福岡市を「健康都府」にするためのもうひとつの方法として、福岡市外への汚物の運搬が提唱された。

明治三二（一八九九）年二月一八日から同三月四日にかけて、『九州日報』では「健康市街を造れ」という記事が連載された[11]。その内容は、「健康市街」と「不健康市街」という言葉で、伝染病予防は如何に汚物を土壌に浸透させないかが大切であると主張するものであった。「健康市街」という言葉や論理の展開から判断して、木戸麟が提唱した「健康都府」の構想を土台とするものであったといえる。

ペッテンコーフェルの学説に関する理解があるばかりでなく、修身の教科書を編纂し、また当時の医師や産婆の力量とその限界を適切に把握し、自身も厳しい条件下でのコレラ検疫を実践したことがある木戸は、この時期の地方の衛生行政官として傑出した人物であったといえる。福岡地方において、中央政府の法令と地域住民の意識の接合をはかり、伝染病対策を遂行する論理を準備するうえで、木戸麟「健康都府」が果たした役割は大きい。

❷ 公衆衛生施設の整備

(1) 街路便所

明治二〇(一八八七)年五月三〇日、県令七九号「街路便所取締規則」が公布され、六月三〇日に施行された。次に掲げるのは、同規則の第四条と第五条である。第四条では、街路便所の設置基準が示され、便壺は液体が浸み込まない不浸透性の材質を使用すること、便所の建物は見た目が見苦しくない構造にすることなどが指示された。第五条では、設置者の義務が示され、炎暑や伝染病流行時の防臭薬の散布、便所周囲が不潔にならないように掃除をすることが定められた。なお、ここに登場する長さの単位は、一間は約一・八二メートル、一尺は約三〇センチメートル、一寸は約三センチメートルである。

第四条　便所の構造は左の各項によること
一　便所設置の場所は、井泉及び飲料水となる河川より、三間以上の距離がある土地であること
二　大便所の踏板は、便壺から一尺五寸以上を距てること
三　便壺は内外に釉薬を施した甕やその他不滲透質の材料を用いること
四　前項の便壺は、土中に装置して、漆喰をもってその周辺を高くすること。便壺の縁に接する所は低くし、壺内によく流れ込ませること
五　便所の建物は六尺以上にして、レンガまたは板をもって雨雪の漏れないよう、附録の図式にならい、見苦しくない構造にすること
第五条　持主は左の各項を遵守すること
一　便物は便壺三分の二の量にいたる前にこれを汲み取ること
二　炎暑または伝染病流行の際は、時々便所に防臭薬を散布すること
三　便所周囲が不潔にならないよう掃除をすること12

第一圖　背後ヲ往來ニ向ケルヿ

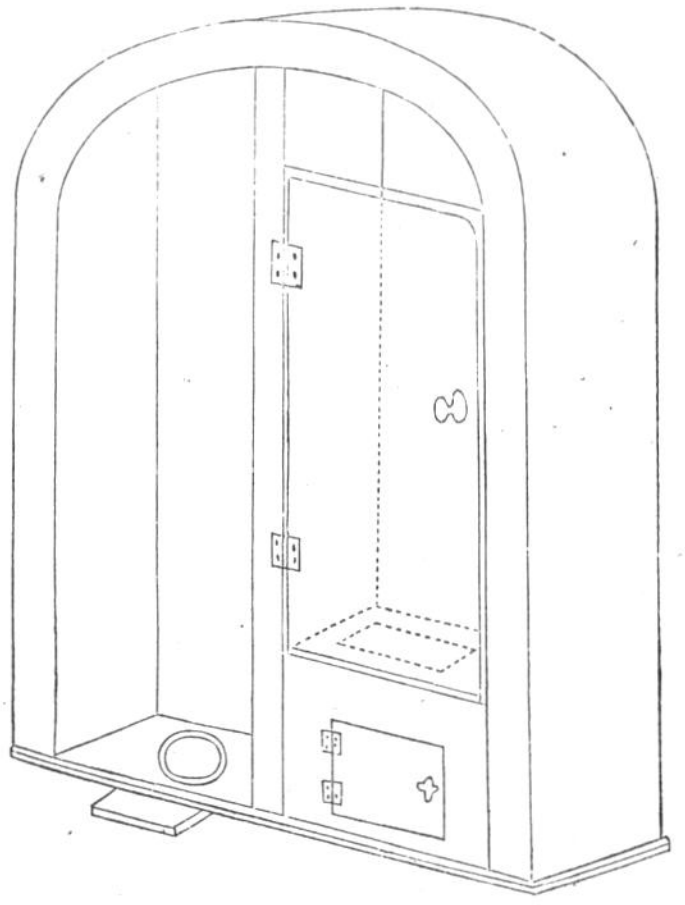

第二圖　背後ヲ往來ニ向ケルヿ

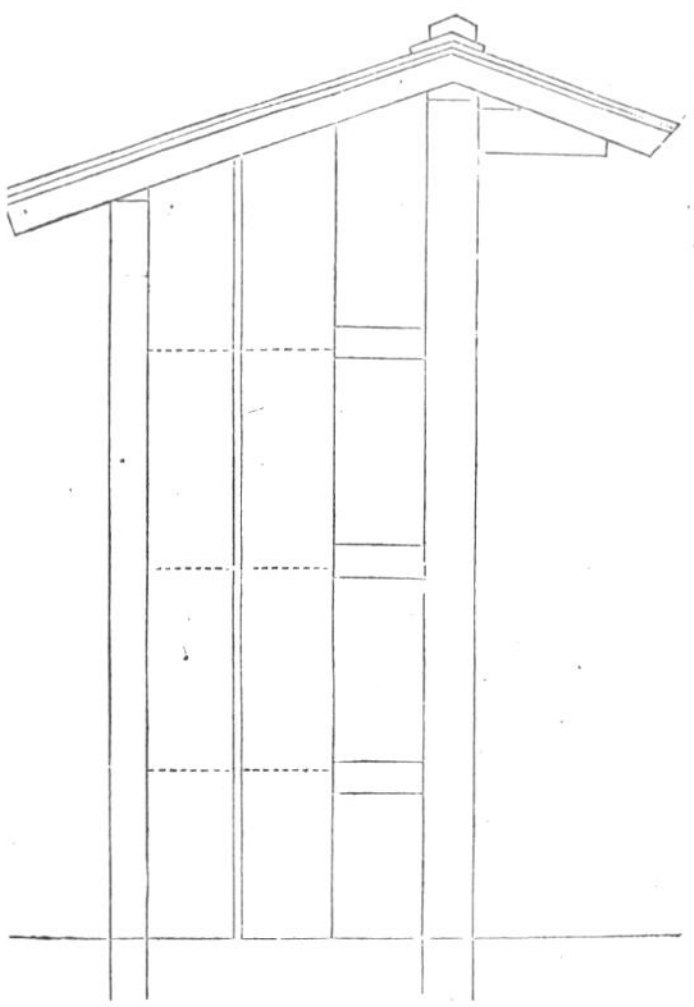

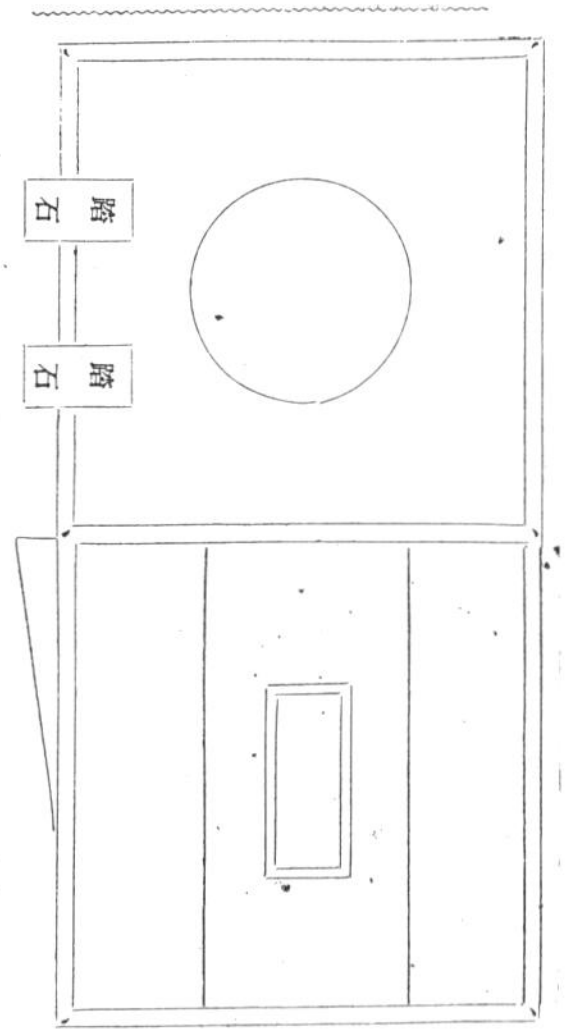

※『官民必携　福岡縣衛生法規全書　完』、明治三四年、五六五頁～五六六頁より転載。

明治二〇（一八八七）年六月一二日、福岡区第二期臨時区会が開催され、福岡区衛生会の提案による甲号・乙号・丙号の三件の話し合いが行われた[13]。福岡区衛生会は、警察官一名・区書記一名・区医四名、区会議員四名、医師四名の一四名をメンバーとし、会長には福岡区長・山中立木が就任した。甲号・乙号・丙号の内容は、「甲号　掃除夫取締人の配置」、「乙号　福岡区費で管理する溝渠・下水路の指定」、「丙号　街路便所の改良」であった。

当時の福岡区には、福岡に八七棟、博多に一一〇棟の街路便所があった[14]。丙号の提案では、このうち福岡市街の計二〇棟について、レンガ造りでガス灯を備えたものに改良することが話し合われた。予算は一棟につき平均二〇円、追加予算を準備するのではなく、前年度町村費の残余と議事堂の貸与料などをあわせた計四〇五円一四銭九厘をもって建設費にあてるとされた[15]。

当時の地域住民にとって、街路便所の建て替えは、区費で行われるならそれで良いというほど単純な問題ではなかった。というのは、大便・小便の所有権やそこから派生する収入の帰属という、地域住民の利益にかかわる問題がそこに存在したからである。

福岡区の場合は、街路便所の糞尿を肥料として販売すると、一年間に福岡で六三俵、博多で九四俵の利益があった[16]。区費による街路便所の改良は、そうした地域住民の既得権である利益を奪い、設置者である福岡区にその収入を帰属させることを意味した。そのため、甲号・乙号・丙号のうち、丙号だけは福岡区会で大きな反対を受ける可能性があった。

まず、街路便所の改良がどのような論理によって提案されたのかを見ることにしたい。次に掲げるのは、丙号の提案の一部を抜粋したものである。

街路・溝渠・便所などの構造を精巧・精密なものに造りかえ、汚水の浸透や逸出を防ぐことは、「健康都府」を造成する第一歩であり、実に世間の人が先にたって唱えるところである。福岡区では、溝渠の改良は目途が立ち、いまでは各方面で有志による奨励が行われている。近いうちに詳しい話し合いが区会で行われることだろう。また、便所についても、本年、「県令第七九号」が発布され、もはや一日として緩慢に過ごすことはできなくなってきた。公衆衛生にかかわる街路・溝渠・便所などの改良は、地域住民各々の考えに任せられる問題ではない。たんに各自の利益に関係することではなく、広く公衆衛生のことであると理解しなければ、「県令第七九号」の精神に適合していくことは誠に難しい。そして、そのような理解がなければ、「健康都府」を造成する道筋が立つはずもなく、人体の健康を増進することもできない[17]。

ここでは、木戸麟が提唱する「健康都府」の用語が二度にわたって使用されており、福岡区衛生会のメンバーには、「健康都府」の理念を適切に理解する者がいたことが確認できる。「健康都府」を造成する第一歩として街路便所の改良を位置づけ、汚水による土壌の汚染を防ぎ、区民の健康を増進するためには、いつまでもその管理を住民にまかせることはできないという論理が立てられている。

次に、街路便所の改良の提案に対して、どのような反対意見が出されたのかを見ていくことにしたい。ここでは、牟田口重蔵議員・丹増良議員・青柳平三郎議員の三名の意見を取り上げることにする。

牟田口重蔵議員

街路便所を民設にすればその取り扱いが煩雑になり、区設にして区役所が一括するとおおいに簡易になるという趣旨であるが、民設であっても方法によって簡易になるはずである。住民の血税である区費をもって行う事業は、学校や避病院など、止むを得ない事業にとどめるべきである。街路便所の改良が、福岡区の進歩に関係するほど緊要な事業であるとは考えらない。民設で請け負う者がいるのであれば、それに任せたほうがよい。[18]

丹増良議員

だいたい便所は悪臭を漂わせるものであり、近隣の住民にとって極めて迷惑な施設である。これまでは民設で、近隣の住民にもいくらかの利益があったため、忌々しく感じても悪臭に耐えてきた。しかし、これが区設となり、利益をすべて区役所に納めることになれば、住民が悪臭への苦情を訴えることは確実である。[19]

青柳平三郎議員

小会議では便所にガス灯を点するという説明もあったが、それは体面上に関することであって、格別の実益があるとは思えない。ガス灯は毎夜の油費、点灯受持人の手当などで一ヶ月に五〇銭を要し、破損すれば修理費もかかる。便所一ヶ所の収益と差し引いても、多少の損失をきたす。[20]

反対意見の内容は、ひとことで言えば、地域住民の既得権を、県令七九号「街路便所取締規則」や「健康都府」の論理に優先するものであった。

多数決の結果、区費による街路便所の改良は否決された。しかし、すでに県令七九号を発した福岡県当局にとって、この否決は容認できるものではなかった。地域住民の既得権や福岡区会の決定がどうであれ、県令七九号「街路便所取締規則」に準拠して、街路便所を改良することは、もはや動かしがたい既定路線であった。結果として、福岡区内の街路便所は、福岡県当局の指令によって一度すべて取り壊され、博多八ヶ所、福岡一〇ヶ所に街路便所が区費で新設された。そして、そのうち市街のものは、レンガ造りで建築することが指示された。[21]

(2) 厠圊

明治二〇（一八八七）年九月一四日、県令一二八号「下水路下水溝下水溜厠圊芥溜規則」が公布され、下水路・下水溝・下水溜・厠圊・芥溜の設置基準が定められた。次に掲げるのは、同規則の第十三条、厠圊の設置基準と構造を定めた箇所である。厠圊は「そくせい」と読み、屋外に設置する各戸便所をさす。

第十三条　厠圊は、自他の井戸及飲料水に供する河川より、二間以上を隔てたうえ、左の各項に従って構造すること

一　厠圊を設ける地は、地盤より三寸以上高くし、雨水の流入を防ぐこと

二　便壺は甕衣を有する陶器または三和土あるいはセメントもしくは煉瓦または石材を用いること

尤もレンガまたは石材を用いるときは三和土またはセメントをもって目塗をすること

三　便壺の周囲に属する地盤は三和土またはセメントをもって漏斗状に構造すること

四　前項の便壺は、土中に装置し、漆喰を以てその周辺を高くし、便壺の縁に接する所を低くし、壺内によく流加させること

五　便壺は床下に入れること。時々交換を要する厠圊の底面は、三和土またはセメントもしくは煉瓦または石材をもって構造すること／尤もレンガまたは石材を用いるときは三和土またはセメントにて目塗をすること[22]

各戸便所は、井戸や飲料水に利用する河川から二間（三・六四メートル）以上を隔てて設置することとされ、雨水の流入を防ぐため地面より三寸（九センチメートル）以上高くすることとされた。また、便壺は、県令七九号「街路便所取締規則」では具体的な材質まで示されていなかったが、県令一二八号「下水路下水溝下水溜厠圊芥溜規則」では、陶器・三和土・セメント・レンガ・石材といった材質を用いることとされ、レンガや石材を使用する場合は、三和土やセメントで目塗を行うなど、汚水が便壺に浸透して土壌を汚染することがないように定められた。

明治二一（一八八八）年七月、福岡区内における各戸便所の検査が開始された。下水路・下水溜・厠圊・芥溜の検査は、当時は警察署や派出所の業務であり、検査を担当したのは、福岡区を管轄する福岡警察署であった。そして、検査の結果、福岡区内の各戸便所のうち、四割は井戸や河川からの距離が基準を満たしていないため取り壊し、便壺の基準をクリアーする便所は全体の一分五厘、残りは交換する必要があるとされ

た。[23]

これらの検査を進めながら、福岡警察署は各町惣代を署に召集し、各戸の便所改良の期限は来年三月末日であると伝え、それまでに町内の便所改良を実施することを説諭した。[24]唐突な便所改良の指示に戸惑い、住民のなかに不平・不満を唱える者が出ることも十分に予測された。各町の惣代は、警察署の監督のもと、その不満をおさえ、便所改良を実施する責務を背負わされたのである。

一方で、福岡区内における便所改良の指令を知り、降って湧いた商売のチャンスと喜ぶ人々もいた。焼物師や陶器商たちである。福岡区衛生課は、区内の焼物師たちに対し、新たに不浸透性の便壺を製造したときは、その適否を検査するため、かならず衛生課まで申請することを命じた。[25]いっせいに便壺の交換が行われるこのタイミングを利用して、粗悪品を製造し、大儲けをたくらむ業者があらわれることを懸念したのである。福岡区衛生課の懸念は杞憂に終わらなかった。区内の陶器商のなかには、不合格であった便壺を焼物師から買い、見栄えの良いものに偽物の検査印紙を貼って、あたかも合格した便壺のように見せかけて商売する業者があらわれた。[26]

このことを反映して、当時の新聞紙面では、粗悪な便壺を購入しないように、福岡区内の住民に呼びかける次のような記事が掲載されている。

土地の不潔は、様々な病原の発生原因となる。なかでもコレラや腸チフスの発生は、土地の不潔が原因であることが多い。近頃、福岡区内では便壺の改良がはじまった。福岡区衛生課は焼物師が製造した便壺の適否を検査しているが、いまだ合格したものはひとつもない。もとより、便壺は外観の美を必要としない。土地を不潔にしないために、便壺購求者の注意ははなはだ重要である。緻密に造られ、汚水浸透の恐れがないものを選ぶように注意してほしい。そうでなければ、せっかくの改良も有名無実となる。[27]

大便・小便による土壌の汚染が、コレラや腸チフスの発生原因になることを伝え、土地の清潔を守るうえで、便壺の購入者ひとりひとりの注意が極めて重要であると呼びかけていることがわかる。

ところが、福岡区内における各戸の便所改良は、警察署が思った通りには進まなかった。そのため、明治二二（一八八九）年五月二一日、あらためて福岡市内の各町惣代が警察署に召集され、元区長代理や元区衛生主任の立ち合いのもと、福岡警察署の警部及び警部補から次のような説諭が行われた。

福岡人民惣代の延期出願に対するこちらの返答が遅れたこともあり、延期が許可されたと誤解する人もいたと聞く。だが、三月末日が期限であったことに変わりはない。もはや処分もするべき時期であるが、誤解がもとで違警罪に処することは、当方としても好ましくない。面倒をかけるが、町内の住民がこれからもなおざりに過ごし、処分の対象とならぬよう注意を促してほしい。赤貧にして便所改良の資金のない者は、元区長の認可を受けて、書面を差し出せばよい。当方は、借家を数軒持つ者、官吏・教員等でなおざりに過ごしている者から順に取り締まっていく。なお、このほかに各戸は表札をかかげているか、各戸の芥溜は箱や桶を用い、屎尿が漏れることはないかも、あわせて見まわってほしい。[28]

(3)　芥溜

明治二〇（一八八七）年九月一四日の県令一二八号「下水路下水溝下水溜厠圊芥溜規則」第四条・第八条・第九条・第一四条は、芥溜の種類や設置基準を定めたものであった。芥溜は「あくただまり」や「ごみため」と読み、住民各自が私的に設置するものと、町村あるいは数町村が共同して公的に設置するものとがあった。

そして、住民各自の芥溜にたまった塵芥を、共同芥溜まで運搬する方法やそのあとの処分方法は、郡区長または戸長が定めるとされた。なお、公的に設置された芥溜は、福岡市の「掃除定則」（明治二四年六月制定）では共同芥溜、汚物掃除法（明治三三年三月制定）では公共塵芥置場や塵芥焼却場と呼称され、新聞や福岡市会では塵芥投棄場と呼ばれることが多かった。

第四条　本則において芥溜と称するは、各自の用に充てるものと共同の用に供するものにして、各自または一町村もしくは数町村が連合して、第十四条に基づき設置すべきものとする

第八条　共同芥溜を新設しようと欲するか、または従来の分を本則に基づき改造しようとするときは、郡区長の認可を受け、落成の上、その旨を届け出て検査を受けること

第九条　各自で設けた芥溜へ集まった塵埃は、郡区長または戸長が定めた方法に従い、共同芥溜へ投棄すること

第十四条　芥溜は左の各項に従って構造すること

一　芥溜は、上部・側面・底面とも煉瓦または石材または三和土もしくはセメントまたは厚板をもって造り、適宜、掃除口を開くこと／但し、上部は瓦または板もしくは竹あるいは草をもって、

別に屋根を設けるも妨げなし

二　各自に設けるものにして、前項に拠り構造できないものは、汚汁の浸透を防ぐに足るべき桶またはは箱もしくは瓶を用い、これに蓋をなすこと[29]

明治一九（一八八六）年六月二二日、福岡医学校で大日本私立衛生会福岡支会の常会が開催され、そのときの議題のひとつとして、「清潔法実施に関すること」が話し合われた。そこでは、「前回の臨時会では、現今の福岡市街の海浜塵芥投棄場は二ヶ所であり、今後、数ヶ所を増設することを希望していくと決議した。だが、塵芥投棄場が二ヶ所というのは間違いで、現今許可されたものは七ヶ所であった」[30]という発言があった。

この発言から判断すると、県令一二八号「下水路下水溝下水溜厠圊芥溜規則」が公布されるおよそ一年前の福岡区には、七ヶ所の共同芥溜（塵芥投棄場）が存在したようである。しかし、これらの芥溜は適切に管理されたものではなく、投棄された塵芥がいつまでも放置されるありさまであった。

芥溜の種類や設置基準が示される前後の福岡区には、どのような塵芥処理の問題があったのだろう。次に当時の新聞記事を読み解き、福岡区が抱える問題状況の一端を見ておきたい。

福岡城の外堀は、これまで、腐敗物や汚物あるいは塵芥などを投棄する者が大勢いて、はなはだしく不潔の様相を呈している。今後は、厳重に取り締まりを行っていくという。[31]

博多のある町では、魚類などを漬けた汗汁を街路にまき散らし、塵埃を捨てるといった習慣がある。これは衛生上、害が大きいので、廃絶するように話し合っていく。[32]

地域的に言えば、最初の記事は福岡区の福岡部、二番目の記事は福岡区の博多部の状況を述べた記事である。福岡部では、腐敗物や汚物を福岡城の外堀に投げ捨てる者が大勢おり、外堀は極めて不潔な様相になっているという。一方、博多部では、桶などで魚を漬けおいた水を街路に散布するという行為が習慣として行われ、著しく衛生に害を及ぼしているという。ここでは臭気について何も述べていないが、どちらの場合もひどい悪臭を放っていたことだろう。

とはいえ、福岡区でもっともひどい汚染状況にあったのは海岸部であった。次の新聞記事に見るように、福岡市街の住民は、塵芥がたまるとそのたびに無秩序に海浜に投棄した。そのため、塵芥が堆積した海浜は不潔を極め、「コレラの巣窟」のような状況であったという。

福岡市街各町は、塵芥が溜まるたびにそれを海浜に捨てるので、塵芥が堆積した海浜の不潔は、コレラの巣窟と称すべき様相を呈している。[33]

なお、この記事には続きがあり、当区天神町の人物が福岡須崎旧台場より荒戸永蔵下までの塵芥処理を引き受けたいと願い出たところ許可がおりた、塵芥を焼立て肥料として農家へ売りさばくのが目的である、と書かれている。須崎町から荒戸町までの海浜とは、福岡部が隣接する海浜のほぼ全域をさす。その海浜の全域が不潔であったとは述べられていないが、海浜の状況はどこか一部の汚染がひどかったのではなく、かなり広範囲にわたって汚染が広がっていたことを物語っている。
明治二一（一八八八）年七月、共同芥溜の建設が本格的に開始された。次に掲げるのは、その模様を伝える新聞記事である。ここには、塵芥が堆積しないように三日ごとに運搬するという記述があるが、それまでは三日以上にわたって塵芥を堆積したまま放置することも少なくなかったことを意味している。

福岡区では、今度、塵芥投棄場を改良する。これまでのように塵芥を堆積させたままにしないよう、三日に一回はこれを他所へ運搬する予定である。すでに博多部のうち、博多湾隣接地区西部の浜に、塵芥投棄場を設置することが定まった。昨日より建築にとりかかっているが、この投棄場は屋根もあり、よほど完全なものになるという。各所でも追々建築されていくことだろう。[34]

明治二二（一八八九）年三月一五日の新聞記事は、海岸各所に新設された共同芥溜の構造を報道し、これまでの福岡区内における塵芥処理の問題点を指摘したうえで、できるかぎり清潔を保持するための通達が福岡区役所より示されたという。

福岡区役所は、このたび海岸各所において塵芥投棄場を新設した。屋根は瓦葺にして、周囲は板で囲い、三和土打ちを施すなど、注意の行き届いた構造であった。福岡区内の海浜は、あちこちに汚穢物が堆積し、夏や秋には悪臭を放ち、近隣住民の苦情が少なくなかった。この度、できるかぎり清潔を保持しようという趣旨のもと、塵芥を片付ける期日はかならず守り、肥料とするため塵芥を引き受けるという者がいても、それに合わせて片付けが遅れぬよう通達された。また、今後は各自が塵芥を海浜に持ちこみ、みだりに放棄することをかたく禁止し、投棄場に持ち込むことが定められた。違反する者は、一日以上五日以下の拘留または十銭以上一圓五十銭以下の科料に処するという。来年四月一日から実施の見込みである。[35]

新設された共同芥溜は、瓦葺の屋根に板囲い、床は三和土の土間仕立てというように、悪臭による住民被害と汚物による土壌汚染の防止を配慮したものであった。そして、今後は肥料として引き受ける者がいても片付けは遅らせず、また塵芥を処理する者はかならずこの共同芥溜にまで持ち込むことが指示された。

明治二四（一八九一）年一〇月に発刊された福岡市役所編纂『福岡市誌』によると、当時、福岡市の共同芥溜は一七ヶ所あり、その位置や建築費・補助額などは、次の通りであった。

七ヶ所　海辺に設置される
　　　　区費にて新設する（建築費　計三〇一円）
七ヶ所　福岡市内の西部及び博多の岡部に設置
　　　　補助金を下付して地主に建設させる（補助額　一〇円乃至三円）
三ヶ所　市外に設置される
　　　　二ヶ所は補助金を下付して地主に建設させる（補助額　二円乃至三円）[36]

それぞれの共同芥溜では、塵芥引受人が整理人を常に配置し、整理人が塵芥を整理することとされた。そして、この塵芥引受人になったのは、区費で新設した七ヶ所は近村の農家、そのほかは所在地の地主であった。なお、海浜に設置された七ヶ所のうち、明治二一（一八八八）年七月に設置された博多港隣接地区西部の浜のものは、明治二二（一八八九）年に福岡市外の那珂郡に移転された。

明治二四（一八九一）年六月「掃除規則」、明治二六（一八九三）年六月「掃除定則」、明治二六（一八九三）年九月「清潔法施行規定」が制定され、各戸が出した塵芥を共同芥溜まで運搬する方法が定められた。各戸の塵芥は、週に一回以上、地域ごとで割り当てられた共同芥溜まで運搬すること、運搬は福岡市が雇った掃除夫が担当し、住民は掃除夫が来るのを待って塵芥を入れた桶または箱を家の表口まで持ち出し、この際、ふたは必ずしたままにすること、塵芥運搬車は標識を掲げること、肥料として塵芥を自宅の菜園などに使用したい場合は市役所に届け出ることなどが定められた。[37]

掃除夫は、明治一三（一八八〇）年の県布達をきっかけに設置された。明治二〇（一八八七）年当時は、定員一二名、一ヶ月の給与は三円であった。[38] その後、同年六月の福岡区第二期臨時区会において、「甲号掃除夫取締人の配置」が提案された。[39] 掃除夫の仕事ぶりに対する苦情が各町より出され、新たに掃除夫取締人が配置されることになったのである。

このように塵芥処理に関する施設・方法・人員はいちおう用意されたが、それらがうまく機能するまでにはかなりの時間がかかった。次に掲げるのは、明治二八（一八九五）年六月一九日の新聞記事である。これを見ると、かつて「コレラの巣窟」と表現された海浜は、この時期になっても、なお大きく改善されていなかったことがわかる。

大掃除の励行があり、家屋の床下は清潔となった。しかし、近頃の海岸の模様はどうであろう。廃棄した塵芥は、堆積・飛散して踏むところがなく、臭気をまき散らして鼻につく。コレラウィルスの発生は、あながち家宅内とは限るまい。家宅の掃除検査には、落第とか及第とか、やかましく言うわりに、外にはこのような不潔所、いやコレラ養成所があっては、前門に虎を防ぎ後門に虎を進むようなものである。論より証拠。ちょっと海岸へ行き、見てくれ給え。[40]

❸ 公衆衛生施設の移転

(1) 屠牛場

屠牛場が所在する博多部東端の河口付近は、もとは那珂郡の一部であった。それが博多の一部に編成されたのは、明治二二（一八八九）年四月の市制施行によって福岡市が誕生したときであり、同時に屠牛場も博多の町に編成された。【表3】は、明治二二（一八八九）年から数年間の屠牛数を示したものである。福岡市会の議論を見ると、この屠牛場は明治七（一八七四）年か八年（一八七五）に開設したとされる。しかし、陸軍が作成した明治一二（一八七九）年の統計書には、当該地域に屠牛場があったという記録はない。[41]この屠牛場がいつから所在したのか、正確に把握することはいまでは難しい問題となっている。

【表3】福岡市・那珂郡・早良郡の屠牛数

	明治二二年	明治二三年	明治二四年	明治二五年	明治二六年	明治二七年
福岡市	四〇四	七五五	三八二	六一七	七四四	〇
那珂郡	三一七	二〇一	三〇三	―	二一一	八三三
早良郡	八一	六〇	一六四	四五五	一八	三一

※福岡県立図書館所蔵『福岡県統計書　複製版』明治二二年〜明治二七年に基づいて作成。

博多の町において、近隣住民が屠牛場に対する不満を噴出させたのは、明治一八（一八七五）年のコレラ流行がきっかけであった。一一人のコレラ患者をいっせいに発生させ、福岡県最初の交通遮断法が実施された博多東端の河口付近の町では、屠牛場が近くにあるせいで、コレラが流行したと騒ぎ立て、屠牛場の移転を要求したという。

コレラの流行も収束し、交通遮断も解除された。同町の浜辺にある屠牛場は、本日より屠牛を再開するという。近隣に住む者は、屠牛場があるからコレラが発生した、屠牛場を取り除いてほしいと騒ぎ立てている。屠牛場がコレラの原因であるならば、屠牛は廃止するよりほかにないと語るひともいる。[42]

それから七年後の明治二五（一八九二）年九月三〇日、第六回福岡市会において、初めて屠牛場の移転をめぐる話し合いが行われた。次に掲げるのは、屠牛場移転の建議を行った泉健介議員の発言の一部である。なお、ここに登場する長さの単位である丁は、一丁が約一〇九メートルである。

泉健介議員

屠牛場の近傍四～五丁の住民が迷惑していると聞き、先日、実地を行った。この屠牛場が最初に設置されたのは、明治七年か八年であった。当時は郡地であり、また法律や規則も整備されていなかったので、なにごとも曖昧なまま設置された。しかし、明治二〇年頃であったと思う。内務省は地方庁に通達して、土地の変遷に従って、その設置基準を変えることを指令した。今日、屠牛場は公衆衛生に有害であることがはっきりしている。本会が、本市の衛生を保全するため、県知事にむかって、その処分方法を建議すれば、県庁もまた大いに考えることだろう。また、該地は官有地であり、無期限に借用することもできないはずである。設置後二十年を経過した今日、これを処分する方法がないはずはない。「市制」にも、市会は市の公益事業に関して、監督官庁に向かって意見を述べることができるという明文がある。諸君には市会議員として、本会の名義で屠牛場の移転を県知事に上申することを賛成してほしい[43]。

この建議を受け、伴蜂籠議員・小野新路議員・柴田勘兵衛議員の三名は、屠牛場の不潔さを強調して、福岡市内からの移転に賛成する意見を述べた。なかでも注目するべきは柴田議員の発言であり、屠牛場の不潔さを「臭気」や「嘔吐」という言葉で表現し、屠牛場が福岡市内の伝染病流行の発生源になると断定的に位置づけていることがわかる。

伴蜂籠議員

今朝、実地検分を行った。実に不潔であった。次第に人家が接近してきた今日において、いまの場所が不適当の地であることは、論ずる必要がないほどである。とはいえ、既得権ある者の営業を妨害するわけにも行かない。泉議員や賛成者において、いかなる方法や手段を取ればこの目的が達成できるか、調査してほしい。[44]

小野新路議員

以前、実地を行った。近頃のありさまは知らないが、深く取り調べている泉議員が言う通りの様子なのだろう。福岡市の一部の人民が、健康に害を受けつつあるということが認められる以上、すみやかに福岡県庁に上申するべきであると考える。県庁においても、不潔にして衛生に害があることを知りながら、そのままにしておくことはないだろう。[45]

柴田勘兵衛議員

実際に屠牛場に行けば、鼻を覆わなければたちまち嘔吐をもよおす状況であることがわかる。近傍の者には、不潔で気の毒な思いをさせてきた。人民があとから人家を接近したとしても、これがために伝染病を発生し、市内に流行するということであれば、この問題をほっておくことはできない。[46]

しかし、福岡市会には、簡単に屠牛場の移転を営業者に求めることができない事情があった。伴議員や柴田議員の発言に垣間見えるように、屠牛場営業者の既得権という問題が絡んでいたからである。要するに、この問題の背景には、もともと屠牛場があったところに、後から人家が建ち並んだという経緯が存在した。この点を重視して、屠牛場に対し、衛生上の害があるからといって他所に移転しろということは容易ではない、移転しろというのであれば相応の費用を市として用意する必要があると述べたのが鎌田昌大議員であった。鎌田議員は、福岡市の問題は福岡市で解決し、なるべく県当局の介入を行わせたくないという考えの持ち主であり、この時も市の参事会と営業者の談判、市費による移転という県当局の介入を必要としない解決方法を提案した。

鎌田昌大議員
最初に営業者が屠牛場を設置したときは法律に従って人家から遠隔の地に設置した。今日になって人民の家屋が接近してきたことを理由に、衛生上の害があるからといって、これを他所へ移転させよというのは、容易に言うべきことではない。本員の希望は、市参事会において営業者に移転の談判を行うことであり、移転の場合、これにかかる費用を市費から出すべきである。移転は市内の公衆衛生を保全するためなのだから、市費を出すことはまったくおかしなことではない。[47]

鎌田議員が意見を述べたあと、議論の流れは、県庁に対して建議を行う場合、その処分方法のいっさいを県に任せるか、それとも処分の内容までを市会で固め、その方法の許可を求めるかたちで県に上申するかという内容にむかった。
しかし、大勢をしめたのは、今後は秋も深まり、伝染病の流行を懸念する時期ではなくなるので、法令や規則を十分に取り調べ、福岡市会としてなにができるのかをいったん見定めたほうがよいという意見であった。

岩隈久兵衛議員
屠牛場の移転は必要であるが、今後は秋冷の候におもむき、伝染病の流行を心配することもなくなる。十日や二十日遅延したからといって、それほど恐れることではない。時間をかけて参事会が県庁と談判し、県庁のまとまりがつかなかったとき、営業者と談判するということで良いと思う。[48]

伴蜂籠議員
岩隈議員が言うように、時候は次第に冷気におもむいていく。少々の時間をかけても、衛生上の恐れはない。営業者の既得権にかかわる問題なので、建議を行うまえに充分に調査を行ってほしい。[49]

福岡市会において、博多の町の屠牛場を移転するという提案は、誰一人として異論をはさむものではなかったが、ただ営業者の既得権をどのようにクリアーするかという問題が悩みの種であった。そこで、福岡市会の結論として、今回は判断を急がず、建議者である泉議員のほうで法令や規則を綿密に調査し、どのような対応を選択できるのか、次回の市会で再検討することになった。

一〇月一一日、第七回福岡市会が開催され、泉議員が調査の結果を報告した。泉議員は、最初に「福岡県屠獣場取締規則」（明治二一年八月制定）の内容を紹介した。この規則では、屠獣場（以下、屠牛場は屠獣場として表記。）の設置は、人家・道路・飲料水から一丁（約一〇九メートル）以上を隔てた土地を選ぶこと定められており、人家を隔てることわずか三十間（約五四・六メートル）未満の所に所在する博多の屠獣場はこれを満たすものではないと説明した。[50]

しかし、「福岡県屠獣場取締規則」には、この規則が制定される前に開業した屠獣場を取り締まる項目はなかった。そこで、泉議員はこの件で県庁の本山参事官に相談にいったが、すでに開業した屠獣場をあとから取り締まる方法はないという。[51]

泉議員は、法令や規則を調べるうちに、福岡市会が単独でできることには限界があることを痛感した。そこで、次のように状況を整理したうえで、屠獣場の問題点を具体的に県知事に上申し、福岡市会の決議によって処分の申し立てをするべきであると意見した。

泉健介議員

屠獣場の営業人は既得権を持つゆえ、本会をあげて談判に行っても、移転を承諾させることは難しい。だからといって、市の住民の健康を害し、衛生の目的を妨げることを理由に、本市が処分を下すこともできない。県知事に対して、現在の場所に不完全な屠獣場を設置しておくことは、地理上なり、衛生上なりに背くものであることを詳しく具申し、本会の決議をもって処分のうかがいを立てるべきである。そして、県知事の指令を見定めて、さらに本会において評議するように致したい。[52]

この建議もまた基本的には異論をはさむ者はいなかった。前回、意見を述べることがなかった武藤勝平議員や小野隆太郎議員も泉議員の建議に賛成の声をあげた。

武藤勝平議員

先日、実地に行った。言語に絶する不潔極まりない屠獣場であった。いまは秋冷の候ゆえ臭気もそれほどではないが、暑中の激しさが推察される。県知事に処分を申し立てることに賛成する。[53]

小野隆太郎議員

屠獣場取締規則は従来設置済みの屠獣場を取り締まる法文が抜けている。本会が申し立てを行えば、県庁も評議を行い、法文の欠漏を補うことだろう。[54]

ただ、少し議論があったのは、県知事に対して申し立てを行うのは市会ではなく、市参事会のほうが良いのではないかという点であった。結果、屠獣場処分の件は、市参事会より市会の決議をもって申し立てを行うことで満場が一致した。[55]そして、一一月一日、市参事会は県知事に対して上申書を提出した。

それから四か月後の明治二六（一八九三）年三月七日、市参事会の上申書に対する回答が福岡県警部長・中原尚雄の名前で示された。

昨年一一月一日、福岡市博多の屠獣場移転について、福岡市会の決議をもって市参事会より申し立てがあった。協議の結果、屠獣場は本年一二月末日までに移転させることに決定した。[56]

福岡市会の願いは聞き入れられ、博多の屠獣場は、同年一二月末日までに市外へ移転させることが決定した。その後、屠獣場営業者は県知事に移転の見直しを嘆願したが、この決定が覆ることはなかった。[57]

(2) 共同芥溜

明治二一（一八八八）年七月に福岡区において共同芥溜の建設が本格化し、海浜に七ヶ所、市内に七ヶ所、市外に三ヶ所の計一七ヶ所が設置された。このうち、博多湾隣接地区西部の浜のものは、翌二二（一八八九）年には那珂郡に移転するので、明治二〇年代前半における福岡市の共同芥溜は市内に一三ヶ所、市外に四ヶ所であった。

時間を早送りして、明治三三（一九〇〇）年三月の「汚物掃除法」以降の状況を見ると、市内にあった共同芥溜はすべて姿を消している。同年一二月、福岡市内の汚物掃除の契約をかわした民間業者・衛生舎幹事は、「清潔掃除談」（『九州日報』、明治三四年四月一二日）の記事で次のように述べている。

費用の関係でいまだに焼却釜の構造が出来ていないので、やむなく塵芥は福岡市郊外の四ヶ所に持ち運び、そのまま放棄しています。不都合ばかりの次第です。[58]

このように福岡市内から共同芥溜が姿を消していくきっかけとなったのは、住民各自の塵芥を一度も市内で溜めることなく、そのまま市外まで運搬する方針が明治三一（一八九八）年に福岡市会で定められたことであった。[59] そして、このきっかけを誘導する最初の動きは、明治二六（一八九三）年九月、博多湾隣接地区中部の浜にある共同芥溜の廃止をめぐり、この地域の町総代や衛生委員等が福岡市長へ嘆願したことによって用意された。

この町総代や衛生委員等の嘆願は、まず市参事会で話し合いが行われたが結論に至らず、福岡市会にまわされた。そして、明治二六（一八九三）年九月二九日、福岡市会で議案第四七号「市有建物売却ノ件」として提案され、博多湾隣接地区中部の浜に建設された共同芥溜の家屋を公売にかけて売却してはどうかと協議された。[60]

最初に意見を述べたのは、博多湾隣接地区中部の町に居住する花田次三郎議員であった。そして、小野新路議員が質問を行い、これに花田議員が答えていくなかで、問題となっている共同芥溜の使用状況や海浜への不法投棄の実情が明らかにされた。

花田次三郎議員

博多湾隣接地区中部の浜にある共同芥溜をめぐり、地域住民より市役所へこれを廃止してほしいという請求があった。本員も実地を検分した。投機される塵芥は多く、この共同芥溜を廃止してしまうと、海浜への不法投棄がおこり、海浜の不潔をまねくことになるだろう。したがって、廃止するわけにはいかないが、このまま放置しておけば、地域住民は不満を持ち続けることになる。代地を求めて移転させてはどうだろうか。[61]

小野新路議員

その共同溜所はただちに廃止しなければならないのか。地域住民はかたときも耐えることができないような状況なのか。代地という話もでたが、その見込みは立っているのか。[62]

花田次三郎議員

本員は、住民から請求があった地域の近傍に居住しているので、実地の模様をよく知っている。掃除夫が運搬する塵芥は、日々五車以上であるが、これらの塵芥はすべてこの共同芥溜に投棄されている。芥溜の外に投棄しているのは、実際のところは請求を行った地域住民のほうである。代地は、もと屠獣場があった町はどうかと考えている。[63]

花田議員は、博多湾隣接地区中部の浜にある共同芥溜に持ち込まれる日々の塵芥の量から判断して、これを廃止することは、海浜へのさらなる不法投棄を引き起こすと考えた。そこで、地域住民の不満に応えるのであれば、移転が良いと意見した。

そして、小野議員より実情を質問されると、これに対する花田議員の返答は、海浜への投棄を行っているのは、むしろこの共同芥溜の近傍の住民である、という意外な内容を含むものであった。代地としてはもと屠獣場があった町を考えていると答えた。

議案第四七号「市有建物売却ノ件」の提案者であり、町総代等から嘆願を受けていた助役・鷹取甚橘は、「芥溜の外に投棄しているのは請求を行った地域住民であるという事実はない。代地も必ずしも海浜である必要はない」[64]と発言した。しかし、議論の流れは、花田議員の意見に賛成する方向で進行する。

伴蜂簾議員

花田議員に賛成する。この塵芥投棄場の設計は、上は瓦葺、下は黄地打にして、ずいぶん市費を費やしたものである。いまだ破壊もなく、一分実用に耐えられる。売却はせず、移転させて使用するべきである。ただ、関係ない者の出入りを防いでいる様子はない。「非人」のような者が入り込む恐れもあるので、今後は竹か何かで仕切りをして入らぬようにするのがよい。花田議員は良い転地を見立てていると思う。[65]

岡部覚議員

花田議員に同意する。せっかく設立したものを、今日にわかにこれを売却することは好まない。積極的に相当の代地を見立てて、そこに移転させるのがよい。[66]

小野新路議員

地域住民には気の毒であるが、いますぐ共同芥溜を廃止する必要があるとは思えない。相当の代地を見立てて、そこに移転するまでは廃止しないということであれば、花田議員に同意する。[67]

この移転が実際に行われたのかどうかは定かではない。ただ、もと屠獣場があった町の住民からすれば、ようやく屠獣場の移転を勝ち取ったばかりであるというのに、また「不潔」と「悪臭」をもたらす共同芥溜を押し付けられることは、たまったものではなかっただろう。

屠獣場の移転をめぐる問題のなかで、福岡市会では「福岡市の一部の人民が、健康に害を受けつつあるということが認められる以上、すみやかに福岡県庁に上申するべきである」という意見が出された。「地方自治」が用意した伝染病対策の論理を利用して、多数派は少数派の既得権を奪い、福岡市の内部から周縁部への屠獣場の再配置が実現したのである。

しかし、共同溜所をどこに押し付けるかという問題が持ち上がると、もと屠獣場があった町は候補地として見立てられ、市会でも「良い転地」として評価された。屠獣場があった町は、海浜に接し、もとは那珂郡の郡地であった。このような地理的条件も無関係ではなかっただろうが、福岡市会で議論を交わす「地方自治」の担い手たちの意識において、屠獣場があった町は領域的には福岡市内であるが、条件によっては福岡市の「外」としてイメージされる空間把握が行われていたのかもしれない。

このように福岡市内の共同芥溜の廃止を求める声に対応して、「外」への移転が議論されたあと、明治三一（一八九八）年には、塵芥を一度も市内にとどめおかず、市外に運び出すという方針が定まった。

しかし、市外の村落でも衛生に対する問題意識が醸成されれば、次第に塵芥の受け入れを拒むようになるのは、当然の成り行きであった。明治三五（一九〇二）年、コレラ流行の影響をうけるなか、この年、塵芥の受け入れを予定していた福岡市郊外の村が受け入れを拒否したため、急遽、別の村の土地を塵芥投棄場として借用するという動きがあった。[68]そして、翌三六（一九〇三）年、ようやく福岡市会で塵芥焼却竈の設置が申請された。[69]塵芥の受け入れは苦情が多く、遠隔の人家の少ない土地に搬出すれば苦情は少なくなるが、費用は余計にかかる。加えて、伝染病が流行すると受け入れが拒絶される。福岡市内の衛生を保つために、今後は塵芥焼却場を福岡市として持つ必要があるとされた。

まとめ

福岡県衛生課長・木戸麟は、大日本私立衛生会福岡支会の会員として、明治二〇年代前半の福岡地方でもっとも多くの衛生講話を行った人物であった。木戸が提唱した「健康都府」の基本的な考え方は、ペッテンコーフェルの学説を理論的な支柱とし、伝染病流行を引き起こす都市の問題性を経済的な観点からも説明するものであった。難解な言葉ではなく、平易な言葉を用いた木戸の説明は、地域の生活に大きく関わる問題として、衛生を位置づけることに多大な影響力を持ったことだろう。

福岡市を「健康都府」に編成するうえで、最大の課題は、大便・小便・厨房の残物・下水等の汚物による土壌汚染であった。木戸は、汚物が都市内部の土壌に浸透するまえに、都市外部へ運搬することを提唱した。「不潔」を排除して伝染病予防の効果をあげるという伝染病対策は、中央政府の法令に従うものであったが、福岡市でこれを遂行するときの論理の正当性は、木戸の「健康都府」の構想によって担保された。

しかし、「地方自治」が伝染病対策を行う論理的な正当性を獲得したからといって、地域社会がただちに規則や法令に呼応して動きだすことはない。このことは、厠圊の改良が遅々として進まず、塵芥処理に関する施設・方法・人員は用意されても、それらが機能するまでにはかなりの時間を要したことが物語る。

とくに大きな問題は地域の既得権との衝突であった。街路便所の改良・共同芥溜・屠牛場などの施設は、「不潔」や「悪臭」で表象される共通点を持つ一方で、そこから生み出される利益の配分には大きな相違点があった。その配分の大小の傾きのなかで、ときに多数派は、木戸が用意した「地方自治」として伝染病対策を行う論理の正当性に依拠して、少数派の既得権を奪いとる。「不潔」や「悪臭」を排除することができる「地方自治」はこのようにして実現されていった。

コラム④ 往来で生きる人びと(1)

本書の表紙絵には、もとの絵には描かれるはずのなかった人びとが描きこまれている。往来で生きる座頭さん、六十六部さん、淡島さん、山伏さん、門付などである。

座頭さんは、台所に安置されている小ぶりな神棚に祭られる荒神様に、米と塩をお供えし、琵琶にあわせて心経一巻を唱えるのが本職。お供えものの米と塩がその日の礼禄であった。その後に少しの志を包めば、滑稽物などを引いて、町家の人を喜ばせた。

六十六部さんは、日本全国六十六ヶ国を巡礼し、一国一ヶ所の霊場に法華経を一部ずつ納める宗教者で、六部さんともいった。約束があるのか、招きこまれるのか、立つのは信者の家だけであった。背負った仏壇を正面にするため、本人は家の後ろむきに立ち、お経が長くなると、三脚に仏壇をおいた。

淡島さんは、女の幸運をつかさどる紀州は加太の淡島神社に代参する建前で、老いた女が物乞いをした。右手の杖には淡島神社の御神像、そこに奉仕者から代参者への届け物、長い黒髪や櫛・かんざしをかけた。「あわしま様にごほうしゃ・・・」と嘆きかけるような声で、一軒一軒をまわった。姿は粗末でもきっちりとした身のこなしであった。

山伏さんは、門口に立って法螺貝を吹き、経文を声高に唱えて、右手に持っている錫杖（しゃくじょう）を仰山に振り立てた。法螺貝を吹きこんでくれると、家の内の悪魔が退散した気分になり、お礼の気持ちでお金を渡した。

門付は、ここで描いた人は趣味の芸能人で物乞いではない。道楽息子が遊興気分で出かける場合や、昼はまじめな大工左官などの職人が、ドンタクの下稽古などで行ったという。所望に応じて試演はするが、多くは礼禄を受けなかったという。

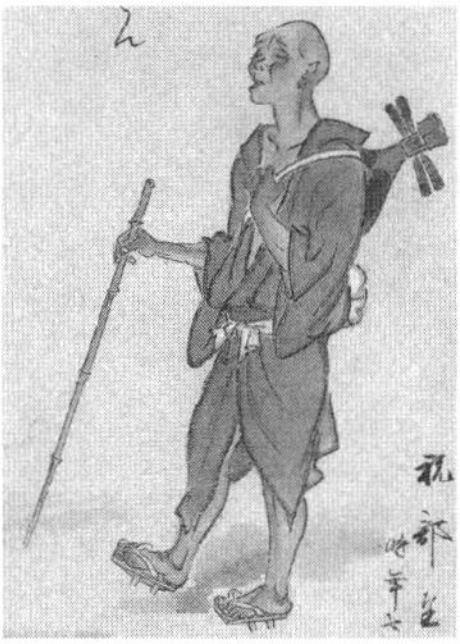
⑧座頭さん

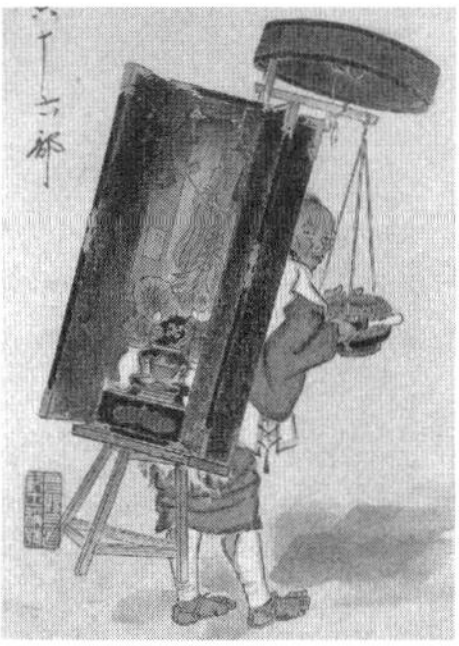
⑨六十六部さん

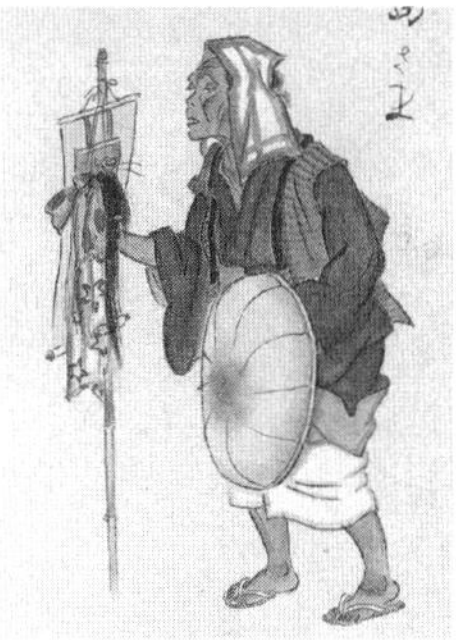
⑩淡島さん

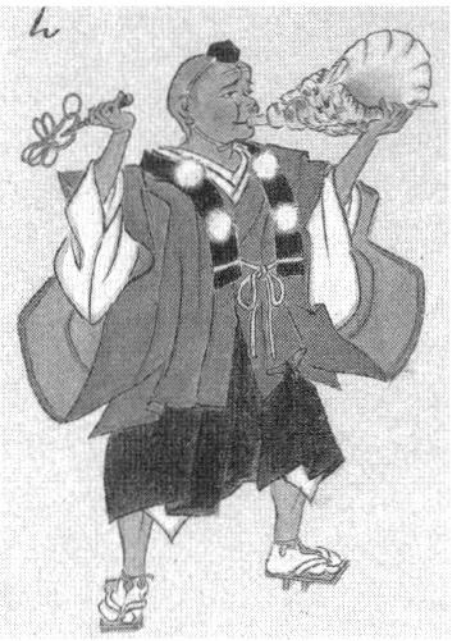
⑪山伏さん

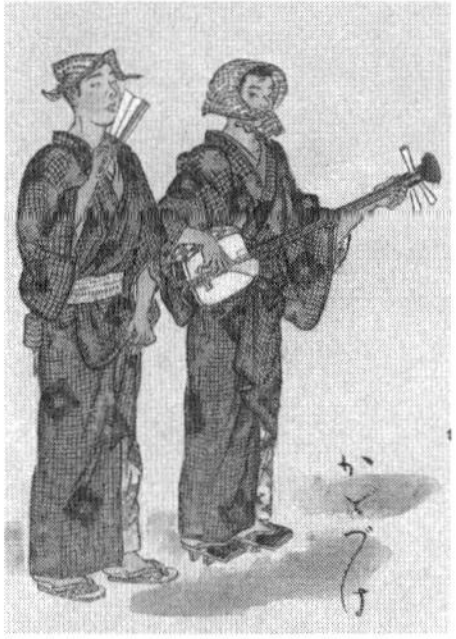
⑫門付

【参照文献】『明治博多往来図会　祝部至善画文集』、（一財）西日本文化協会、二〇〇九年。

第四章

伝染病患者の可視化という〈欲望〉

はじめに

明治時代の新聞報道は、伝染病患者が県内で発生すると、郡や市ときには町や村ごとの患者発生数を記事として掲載し、また患者を診断した医師や地域住民などから聞き取りを行い、患者の発症前の行動や日々の衛生状況、発症後の患者及び患者家族の動向などを報道した。このとき、患者の姓名・性別・年齢・職業・身分・居住地などは併記されることが一般的であった。

患者と患者家族の行動や生活を報道する視点は、内務省乙第三六号達「伝染病予防心得書」（明治一三年九月）で示された四つの予防法、摂生・清潔・隔離・消毒が基本であった。すなわち、伝染病の発症前、患者は過度な飲食を慎み、家屋や土地の清潔に気を配っていたか。伝染病の発症後、患者やその家族は症状を隠さずただちに避病院に入院し、病毒の撲滅をはかる消毒に協力したか。このような視点で患者と患者家族の行動や生活は取材され、摂生・清潔は不摂生・不潔の問題として、隔離・消毒は隠蔽患者や避病院拒絶の問題として、また、すべてにかかわる逸脱行為として徘徊がクローズアップされ、「地方自治」の伝染病対策のなかで対処することが目指された。

このような新聞報道のあり方は、いうまでもなく伝染病発症の原因を患者本人に押し付ける性格を強く持っている。そしてこのことは、患者はなぜ伝染病を発症したのか、どこで伝染したのかを知りたいという人々の〈欲望〉を駆り立てるものであった。とはいえ、当時の新聞の発行部数からすれば、新聞報道が人々の可視化の〈欲望〉を生み出したと見ることは適切ではない。伝染病患者の可視化という〈欲望〉は、伝染病の原因を患者本人の行動や生活に求める社会構造が形成される過程において生み出され、新聞報道のあり方もその社会構造の形成を反映してそのようになったと捉えるほうが妥当だろう。

部落問題は近世身分制度との連続性を保持するが、旧身分に対する排除・忌避の意識がそのまま部落差別になったわけではない。地域社会において旧身分に対する排除・忌避の意識が温存されるなか、近代日本社会の新しい価値観によって、見えないはずの、なかったはずの差異が〈発見〉され、部落差別は始動した。明治二二（一八八九）年四月の市制・町村制で誕生した「地方自治」は、旧慣秩序を基礎として自治制の樹立をはかる意図を持っていたとされる。[1] 要するに、旧身分に対する排除・忌避の意識を孕んだ慣習や習俗等が地域共同体の内部に温存されることは、「地方自治」の理念に反することではなかったのである。

伝染病の原因を患者本人の行動歴等に求める社会構造の形成過程と、近世身分制度の旧身分に対する排除・忌避の意識が近代日本社会の部落問題として編成される過程には重なり合うところがある。伝染病流行やその予防法に対する恐怖がまん延し、不摂生・不潔・隠蔽・徘徊といった逸脱行為を報道する記事のなかで、「新平民」と呼ばれる人々の行動と生活は、身分を併記したうえでしばしば描写された。その描写には、書き手の記者の偏見が入り込むこともあれば、読み手の読者の偏見を利用して伝染病予防への危機意識を煽る意図が見え隠れすることもあった。そして、伝染病患者の可視化という〈欲望〉が生み出されるなか、「新平民」は近世社会にはなかった「摂生」や「清潔」などの新しい価値観で行動や生活が可視化され、「改良」するべき存在として位置づけられた。

本章では、明治期の新聞報道における伝染病患者の可視化という営みを、人々の衛生に対する〈欲望〉という視点で分析し、そのなかで「新平民」の行動と生活が可視化され、「改良」の働きかけが行われた様子を考察していこうと思う。部落問題の近世・近代の連続・不連続の問題は、伝染病の関わりのみで説明できるものではないが、その編成の一端を担ったことはまちがいない。ここでは、当時の福岡市で発刊されていた『福岡日日新聞』と『福陵新報』を用いて、この編成の一端を明らかにしていきたい。

❶ 不摂生

「伝染病予防心得書」（明治一三年九月）の「摂生」は、人が病毒の侵入を受けるのは身体が衰弱したときであるという理解のもと、伝染病流行時における過度な飲食等を慎むことを人々に求めたものである。そして、このことを皆で守れば、伝染病の流行は予防できると述べた点に、「摂生」の予防法としての特色がある。つまり、「摂生」の主たる目的は個人の生命を守ることよりも、社会への流行をおさえる社会防衛にあり、個人の健康維持を目的とする伝統的な「養生」とは大きく意味の異なるものであった。過度な飲食等を慎むことのない「不摂生」は、社会防衛としての「摂生」を妨げる社会悪に相当する行為として位置づけられた。

明治二三（一八九〇）年のコレラ大流行に前後して、「うどんを食べたあと、多量の水を飲んだことが原因で、たちまちコレラ病を発した」[2]（六月二〇日）、「昼飯のとき茄子と荒布を過食したことが原因でコレラになった」[3]（七月二九日）というように、過度の飲食等が原因でコレラを発症したと報道する記事が、頻繁に新聞紙面に掲載された。

そして、八月二四日、これまで福岡市内で発生した一一五名のコレラ発症の原因を次のようにまとめた「市内コレラの誘因」という記事が『福岡日日新聞』に掲載された。

福岡市において、コレラ流行の初めから八月二二日までに、コレラにかかったもの一一五人の誘因を調査した。その結果は次の通りであった。

伝　　染	二十九人
飲酒・食過度又は腐敗品飲食	三十七人
原因不詳	四十九人

この結果を見るとき、飲食の過度、また腐敗品の飲食者が多くをしめており、食物に慎重になることが肝要である。[4]

この調査は、コレラによる下痢や嘔吐といった身体の症状に注目し、症状がおこるまえに過度な飲食や腐敗物の飲食があった場合は「飲酒・食過度又は腐敗品飲食」、そのような行動はないが、身近にコレラ患者がいた場合は「伝染」、過度な飲食等はなく、また身近にコレラ患者もいなかった場合は「原因不詳」として判断したのではないかと推測する。社会的な側面を持つ「伝染」と個人的な「不摂生」を並列に記し、「不摂生」のほうが課題であると指摘した点に、当時のコレラ予防に対する認識がよく表れている。

このように個人の過度な飲食等をことさら問題視する傾向は、翌二四（一八九一）年の新聞報道でも見られた。次に見るのは、八月七日の福岡市内最初のコレラ患者発生から同一六日までの経過を報道した「市内コレラ其消息」（『福岡日日新聞』、明治二四年九月一八日）という記事である。

八月七日、福岡市で最初のコレラ患者が発生した。それから九月一六日までに、あわせて一八人の患者を出しており、そのうち十二人が死亡、全快・退院したものは二人、のこりは入院・治療中である。患者の行動歴を見ると、だいたい冷やしそうめん・カニ・焼きサバ・麩・氷などを過度に飲食したことが誘因であった。予防の第一は、なんといっても飲食である。ゆめゆめ摂生を怠ることがないように。5

ここでは、福岡市内で八月七日から同一六日までにコレラを発症した一八名の患者について、冷やしそうめん・カニ・焼きサバ・麩・氷などを過度に飲食したことが誘因であったと述べ、患者個人の過度な飲食等が問題視されていることがわかる。

このような新聞報道は、その後のコレラ大流行のなかで少しずつ姿を消していった。明治二八（一八九五）年のコレラ大流行は、日清戦争の帰還兵が戦地よりコレラを持ち帰ることで爆発的に引き起こされた。帰還兵が列車を乗り継ぎ故郷へもどることで、国内各地にコレラが流行するという現実をまえに、新聞報道が関心を寄せたのは、患者個人の行動歴ではなく、鉄道網による感染の広がりや、駅付近での発症という空間的な流行の把握であった。また、明治三五（一九〇二）のコレラ大流行でも、発症前の過度な飲食等を強調する記事はあまり見られなくなった。

しかし、「不摂生」を社会悪と見なす風潮は、すでに地域社会において広まっていた。次に掲げるのは、「山笠当番町の失望」（『福陵新報』、明治二八年八月二日）という記事である。ここでは、三六年ぶりの博多山笠の当番町になったにもかかわらず、コレラ大流行の影響で中止の憂き目を見た上新川端町の不満が記述されている。

誰も彼もが失望して、「おのれが不養生でコレラにかかって死ぬたぁ、当然ばってんが、それがために博多中のものに迷惑をかけるたぁ、気に喰はんやねぇ。破れかぶれ、コレラのあっとる奴らを叩き破って仕舞っちゃろうか」と、騒ぎまわった若者もいたという。ごもっとも、ごもっとも。[6]

コレラ患者に私的制裁を加えかねない勢いで、自分の「不養生」でコレラにかかり、博多中に迷惑をかけたことが気に食わないと、声を荒げている様子が見てとれる。ここでは「不養生」の語句が用いられているが、「不摂生」と同じ意味と判断してよいだろう。そして、この記事の結びでは、「ごもっとも、ごもっとも」というように、記者もその声に同意を示している。

那珂郡のある「新平民」の村でも、ひとりの女性がコレラ同様の症状を発症し、そのことが新聞記事として報道された。次に見るのはその記事の引用である。単純な飲食の「不摂生」の問題を指摘しているように見えるが、そのなかに記者の偏見を含んだ眼差しが入り込んでいることに注目してほしい。

那珂郡のある「新平民」の村では、三八歳になる女が、おととい午後一一時、コレラ病と同様の症状を発し、午後一二時、検査の結果が出るまえに死亡した。真原因は前日に屠殺後数日を経過した牛肉を食べたことであった。[7]

屠殺から数日を経過した牛肉を食べたことが原因で、下痢や吐瀉といったコレラ同様の症状をおこしたと報道されているが、注目するべき点は、「原因」ではなく「真原因」と表記されていることである。この記事が掲載されるまえ、間違った原因を報道したのであれば「真」をつける意図も理解できる。しかし、そうでないにもかかわらず、わざわざ「真原因」と述べたところに、この記事を書いた記者の特別な意識が働いている。「新平民」でなければ、食べる機会も、食べようと思うこともなかったはずの「屠殺後数日を経過した牛肉」という意味が、「真原因」の「真」に込められている。

この報道が記事の読み手にどのような印象をもたらしたのかを検証する術はない。しかし、少なくとも記者による「真原因」という表現には、この村の人々の生活と身体に対する偏見の眼差しが含まれている。その眼差しとは、屠殺から数日を経過した牛肉を食べる生活の「異質性」と、そのような肉を食べる身体の「異質性」を強調する性質のものであった。

❷ 不潔

「伝染病予防心得書」（明治一三年九月）の「清潔」は、病毒の発生とその流行の原因を除去するために、家屋を清潔に保ち、溝渠、芥溜、便所等の汚物を適切に掃除することを人々に求めたものである。ここでは、ペッテンコーフェルの学説に依拠して、魚市場や屠牛場の設置箇所、塵芥が堆積した箇所は、病毒の栄養分を多く含み、病毒の繁殖を高める「不潔」な土地であると断定された。そして、土地が「不潔」になることをそのまま放置して、いっこうに衛生に頓着しない生活習慣が社会悪として位置づけられた。

土地の衛生状態を指標とする「不潔」の把握は、地域を単位に問題が可視化された。福岡市域でその対象となったのは、博多港隣接地区やもとは那珂郡であった屠牛場がある町であった。博多港隣接地区は「コレラの本元」[8]と報道され、屠牛場がある町では、屠牛場があるためコレラが発生すると騒ぎ立て、屠牛場の移転を福岡区役所へ願い出た。[9]

福岡県全体で見ると、コレラではないが、赤痢に襲われた炭鉱で有名な三池郡のある村について、次のように報道する記事がある。

いよいよ赤痢がまん延してきた。そもそもこの村は貧困者の巣窟である。豚小屋同然の狭くみすぼらしい家が立ちならび、炭・芥・塵埃などによる不潔はいうまでもない。そうであれば、赤痢が急速に広まったからといって、患者は治療よりもまず飢餓しないことを優先するだろう。村のなかには、朝や夕の食事に困窮する者ばかりである。[10]

「貧困者の巣窟」「豚小屋同然の狭くみすぼらしい家」「炭・芥・塵埃などによる不潔」という表現でこの村の暮らしを描写し、日々の食事に困窮するあまり、患者やその家族は赤痢にかかっても治療どころではないだろうと述べていることがわかる。

「新平民」の村を取り扱った記事では、糟屋郡のある村について、次のように報道したものがある。ここでは、「新平民」の「不潔」を顧みない平素の生活とその村を襲った赤痢のまん延の速さが、関連性をもって伝えられている。

この村は「新平民」の村である。戸数は六〇戸余りで、村に住む者は皆、貧困である。畳や蚊帳などを所持する者は二割から三割もいない。そのほかの者は、簀の子のうえに藁を敷き、夜になれば草をいぶして蚊を追い払う暮らしをしている。平素の暮らしは、ほかに引き合いに出すものがないほど不潔である。臭気は鼻をつき、よそより来た者は長居もできない。だが、住めば都とはよく言ったもので、村民は平気な様子、まったく気にすることなく過ごしている。このほど、ひとりの赤痢患者が発生した。煙突の火が炎をあげるように、たちまち患者は五人から一〇人、一〇人から二〇人、二〇人から三〇人、三〇人から四〇人、四〇人から五〇人と増え続け、あっという間に七〇人を超えた。ある家族では、ひとり残らず病に倒れ、寝込んでいるという。村役場はもちろん郡役所の吏員も消毒及び予防に尽力していると聞く。[11]

この村は住民がみな「貧困」であり、平素の暮らしはほかに引き合いに出すものがないほど「不潔」であったという。畳や蚊帳を持つ者は二割から三割もなく、残りの者は簀の子のうえに藁を敷き、夜は草を燻して蚊を追い払うという暮らしであり、よその者にとっては耐えがたいほど「臭気」を放っていたとされる。しかし、「新平民」たちはいっこうに平気な様子であると述べ、「不潔」「臭気」を厭わない「新平民」の「異質」性が強調された。そして、そのような暮らしであったため、ひとりが赤痢に感染すると流行を抑えることができず、たちまちのうちにまん延したと伝えている。

「新平民」の村は衛生にまったく無頓着であり、「不潔」な暮らしをいっこうに顧みないものとして描かれた。そして、そのように描写された村が、驚異的なスピードで伝染病に襲われたという新聞報道は、衛生に無頓着であると、どのような恐ろしい事態が待ち受けているかを人々に知らしめる結果につながった。その意味において、「不潔」「臭気」を厭わないとして可視化された「新平民」の生活は、伝染病予防への注意を喚起して、それを怠るとどのような大変な目にあうのかを伝えるかっこうの題材であった。この場合の「新平民」の報道は、人々の伝染病予防への危機意識を煽る役割を担い、読者のなかにある「新平民」に対する偏見も、その危機意識の高揚に動員されたことだろう。

❸ 隠蔽

伝染病患者の隠蔽は、予防法としての「隔離」と「消毒」の遂行を妨げるもっとも問題とされた行為であった。「隔離」とは、病毒伝播の恐れのある患者・死体・その排泄物等を健康者から遠ざけることであり、医師の診断に基づいて、患者及びその家族は、交通遮断や避病院入院といった措置に従うことが要請された。そして、患者入院後、患宅に残存する病毒を熱や薬剤を用いて撲滅させることが「消毒」であり、患者家族は消毒夫による汚染衣類・家具等の焼却や家屋への石灰散布などの協力が強制的に求められた。

次に掲げるのは、「隠蔽コレラ」(『福陵新報』、明治二三年八月二八日)という記事である。ここでは、「コレラ患者が危篤になるまで症状を隠蔽して、死に至るのは自業自得であるが、そのせいでコレラの病毒が近所にまん延し、五人も六人も同行者をつくることに対しては、実に筆力をこめて攻撃することを避けられない」[12]という、記者による前置きが述べられたあと、博多で次のような隠蔽患者が発生したことが報道されている。

博多のある町の夫婦は、八月二二日より妻が下痢や嘔吐をくりかえしたが、その吐瀉物などは裏の畑にまき散らし、医者に見せることもなく、ただ売薬ぐらいで過ごしてきたところ、同二六日、妻の症状はにわかに重くなり、ようやく夫婦は医師の診断を受けた。妻はまぎれもなくコレラであり、ただちに避病院へ送られたが、すでに医薬の及ぶところではなかった[13]。

この夫婦は、おそらく下痢のあと便所を消毒することもなかっただろう。吐瀉物などを裏の畑にまき散らす行為は、いうまでもなくコレラの病毒を周辺地域にまき散らす行為そのものである。記者が前置きで述べたように、隠蔽患者の発生は、地域へのコレラまん延を引き起こす極めて危険な問題であった。

隠蔽患者が発生する原因のひとつは、避病院の治療に対する不信感であった。福岡市内では、避病院は治療ではなく隔離を目的とするところであるから、避病院に入院してもまともな治療を受けることはできないと言い、避病院に行ったらおしまいであると風評を立てる者がいた。ただ、それはある意味では「伝染病予防心得書」における「隔離」の本質をよく見抜いた認識であったのかもしれない。

博多の町を散歩すると、あちこちでコレラの噂話を耳にする。昨日はあの町のあの人が送られた、今日はあっちの町のあの人が送られたと言い、よればコレラの噂ばかりである。人々は恐れ、びくびくしながら、暮らしている。しかし、よくよく聞くと、人々が恐れているのは、どうやらコレラにかかることよりも、避病院へ送られることのようである。コレラの恐れは四分、避病院の恐れは六分。人々は、避病院は伝染病の流行を防ぐところであって、治療するところではないと思っている。コレラは無類の悪病で発病したら助かりようがない、だからもはや死亡したのも同様と見なして、避病院へ送られるのだと人々は受け止めている。避病院へ行けば、もうそれきり、とても福岡市の避病院では、生きて帰ることを期待できないという。[14]

福岡病院医学士が避病院の巡視を行い、避病院の治療効果を高める働きかけをしたことは第二章で検討した。避病院における治療の実績をあげ、「福岡市の避病院では、生きて帰ることを期待できない」という不安を拭い去ることは、隠蔽患者の発生を予防するために、医療行政が努力するべき領分であった。

しかし、住民の避病院に対する忌避意識には、いくら医師が努力しても拭い去ることができない性質のものも含まれていた。そのひとつは避病院の治療に対する未知の恐怖である。

第一章と第二章で見たように、博多港の隣接地区では、「避病院へ行けば、全快に向かっていても、一週間後、胸部に針を差し込み殺されるなど、あられもないことを言い触らし、隠蔽の模様が少なくない」[15]という状況があったという。このことは、医師が有効な治療法を採用しても、住民の側はそれを新たな恐怖として受けとめるという問題が生じていたことを示している。

また、コレラ患者やその家族にとっては、コレラを発症したという事実そのものを地域社会に知られることが、むしろ脅威であったのかもしれない。当時の新聞報道を読んでいくと、コレラの診断を受けたあと、患者が医師の目を盗んで自殺をはかるという事例がいくつか見られる。

四〇歳を少し超える婦人が、コレラにかかったことを隠蔽するために、のどを刺して自殺を図った。傷は浅く死は免れたが、結局はコレラで死亡した。[16]

尋常小学校の教師が医師の診断を受けたところ、コレラであることが判明した。避病院への搬送を準備しているうちに、その教師は小刀で咽頭をつらぬき、朱にそまって死亡した。[17]

これらの事例は、避病院の治療に対する恐怖がまったく関係なかったとはいえないにしても、それだけが原因で自殺を図ったと結論づけるのは無理があるように思う。

患者やその家族にとっては、例えば、地域住民の目にさらされながら避病院へ搬送されることや家中が消毒され家具は汚染したとして焼き払われることなど、コレラ発症後に押し寄せるさまざまな出来事は、そのひとつひとつが心苦しいものであった。そして、なによりもその騒動によって、あの家（血筋）はコレラ患者を出したと長く地域で語られることが強く危惧されたのではないだろうか。別の記事では、「患者はもとより、親族関係者などにおいては、とにかく避病院への搬送を嫌う傾向がある」[18]とも報道されている。このことは、コレラ患者を出した「家」に対する地域社会の忌避は、親族関係者にまで拡大されていたことを物語っている。

さきほど、牛肉を食べたことが原因でコレラ同様の症状を発症した女性の記事を紹介したが、明治二三（一八九〇）年八月二四日、その女性の村から二〇〇〜三〇〇メートルほど離れた、同じく那珂郡の「新平民」

の集落の寺院では、コレラと診断された住職の避病院への隔離という措置をめぐり、多数の檀徒が反対の声をあげ、やりとりのうちに住職が死亡するという事件が発生した。[19]

この事件そのものは、患者の隠蔽ではなく避病院への入院拒絶という問題であったが、事件に対する『福陵新報』と『福岡日日新聞』の報道内容には興味深い相違点があり、また、コレラの騒動にかかわる「新平民」の集落の出来事でもあるので、次にその報道を取り上げることにしたい。なお、新聞報道には「新平民」の文字はいっさい登場しないが、福岡市内やその近郊に住む者であれば、地名を聞けばそれはすぐにわかることであり、記者からすればあえて併記する必要もなかったのだろう。

最初に取り上げるのは、「誤診のゴタゴタ」(『福陵新報』、明治二三年八月二七日)である。ほかの記事から想像するに、『福陵新報』の記者のなかには、この地域の有力者と何らかのつながりを持つ者がいた。今回の記事も、地域から直接聞き取りを行い、そのうえで報道したものと思われる。

那珂郡のある集落の寺院住職は、かねてより胃が弱く療養中であった。八月二五日、住職は檀家の法事に行き、少々飲食したことがきっかけで下痢をおこした。時節柄、大変驚き、ただちに井上侃斎医師の来診を願ったところ、井上医師はコレラと診断した。この診断に、檀家連中は上を下への大騒動。しかし、住職は落ち着き払って、「自分は胃が弱いので、これぐらいの下痢をおこすことは珍しいことではない」と言う。村人はなにやらおかしいと思い、今度は長谷川賢次郎医師を招いて診察を願った。長谷川医師は、「コレラではない。かりにコレラであったとしても寺院なら十分に隔離法を行える。避病院へ送る必要はない」と言う。檀家連中は、最初に診断した井上医師に大変腹を立てた。井上医師は誤診を謝罪する予定であるという。[20]

『福陵新報』の記事では、最初に井上医師がコレラと診断したが、住職がその診断を否定し、そのあと来診を行った長谷川医師が、コレラではない、コレラであっても寺院なので避病院に隔離する必要はないと述べたという。井上医師は、玄洋医会や大日本私立衛生会福岡支会の会員であり、福岡市の臨時衛生委員のひとりであった。一方、長谷川医師は明治一七（一八八四）年五月の医師開業試験に合格、当時は中土居町の開業医、学習歴等は不明であるが、おそらくは漢方医であっただろう。[21]『福陵新報』の記事が正確であるとすれば、コレラと診断され騒然となった檀徒たちが、そうではないと診断してくれそうな長谷川医師を呼びにいき、住職の避病院搬送という事態を回避したという可能性も考えられないことではない。

次に「井上侃斎氏の迷惑」（『福岡日日新聞』、明治二三年八月二九日）を見ることにしたい。この記事は、引用箇所の前の部分で、「コレラと診断したとき、ただちに入院手続きを行うことは医師として当たり前のことである。患者家族の機嫌を損ない、悪口を言い触らされたとしても、やむを得ないことである」[22]と述べるように、誤診の謝罪を求められた井上医師を擁護する方針で書かれたものである。

八月二三日午前八時、博多の開業医・井上侃斎は那珂郡のある村の寺院住職を診察した。井上医師は、二・三回の吐瀉物はあるものの腸カタルと診断した。同日午前十一時、井上医師と長谷川医師のもとに、寺の使いが慌てた様子でやって来た。症状が急変したという。井上医師は留守であり、代診が向かった。長谷川医師が駆け付けたところ、住職は全身が冷汗でびっしょりし、手足は冷たく、皮膚は弾力を失っていた。長谷川医師はコレラと診断し、警察官や郡村吏を呼び、避病院への搬送の手続きを開始した。そして、遅れてやってきた井上医師もコレラと追認した。寺院には大勢の檀徒が集まり、口々に避病院には送らないでくれと訴えた。井上医師は、「寺院のことゆえ、自宅でも隔離はできる」と答えたが、そうこうしているうちに、住職は死亡した。

住職の発症前、この寺では納所の僧のひとりが体調を崩し、隣村の自宅に帰った。この僧は、帰宅後、コレラと診断されており、住職のコレラはこの僧から感染したものかもしれない。しかし、檀徒たちは、井上医師がコレラでないものをコレラと誤診したと言い触らし、誤診の謝状を出せと騒いでいるという。[23]

『福岡日日新聞』の記事は、井上医師は最初に腸カタルと診断したが、のちに長谷川医師がコレラと診断、それを井上医師も追認したという。そして、避病院への隔離が検討されるなか、多数の檀徒たちが寺院に押しかけたので、井上医師も寺院での療養を認めたが、住職はほどなく死亡したという。そして、後からわかった事実として、住職周辺にコレラの発症者（納所の僧。牛肉を食べて体調を崩した女性が報道された村の出身）がいたと追記された。

二つの記事を見ると、長谷川医師の診断をめぐって内容が正反対であり、誰が最初にコレラと診断したのか、長谷川医師は本当にコレラでないと診断したのかはわからない。ただ、住職の避病院への隔離という方針が一度は掲げられ、それに檀徒たちが強く抵抗を示したという経緯があったことは間違いないだろう。

このとき命を落とした住職の長男は、明治四〇（一九〇七）年二月に本願寺に提出した書類のなかで、前住職の死因はコレラでも腸カタルでもなく、「赤痢」であったと記している。[24]たとい医師たちの診断が正しかったとしても、檀徒にとっては影響力の強い住職がコレラでないと断言し、一度は決定した隔離の方法が避病院から自宅療養へと変わり、またその方針の変容に二人の医師が関与したところに、檀徒たちがあの診断は誤診であったと後々まで主張する余地が生じたと推察する。

二つの記事に、「新平民」に対する偏見が含まれていたかどうかを判断することはできない。『福岡日日新聞』の記事は、避病院への隔離を承諾せず騒動を起こした患者周辺の行為を、時期にそぐわない愚行として性格づける方向を持っていたが、それを「新平民」であるがゆえの問題として、特記する意図があったとは断定できない。では、記事の読み手のほうは、この事件をどのように受け止めたのだろう。このことも検証する方法はないが、「過去の記憶」[25]とあいまって、「新平民」はなにか事があれば多数をなして行動するという偏見が読者の意識のなかにあった場合、今回の事件は、その偏見が助長される機会になったことだろう。

❹ 徘徊

知らず知らずのうちに伝染病を発症し、自覚のないままその病毒をあちこちに拡散させる徘徊は、「伝染病予防心得書」（明治一三年九月）で示された四つの予防法、摂生・清潔・隔離・消毒のすべてに抵触する逸脱行為であった。しかし、徘徊の取り締まりそのものは、コレラ大流行が発生するまえから開始されており、その意味において、コレラ大流行をきっかけに問題化した「不摂生」・「不潔」・「隠蔽」とは異なる側面を持っていた。そこで、ここではコレラ大流行に前後して徘徊を取り締まる論理がどのように変容したのかを明らかにしながら、新聞報道のなかで可視化された「新平民」の姿に迫っていくことにしたい。

まずは、時間を巻き戻して、コレラ大流行が発生するまえの福岡市域にフォーカスを当てよう。松方デフレの影響で農村が窮乏した明治一六（一八八三）年頃、福岡市域では「乞食体」で徘徊する者があらわれた。そして、福岡県が大凶作に見舞われた明治一八（一八八五）年、その数は急激に増加した。[26] 博多部の浜や福岡部の浜に一〇〇名を超える「乞食」が入り込み、これらの浜が「乞食の巣窟」と表現されたのはこのころである。[27] 福岡市域を徘徊した人々のなかには、旧藩時代の賤民身分との連続性を持つ人々もいれば、そうでない人々もいたことだろう。

那珂郡の「新平民」の村の周辺、さきの記事で言えば、牛肉を食べて体調を崩した女性が住む村の周辺に、他県からの流れ者が移り住み、新たな地区を造りはじめたのもこのころであった。[28] 流れ者たちの生活は、「新平民」の村の住民から見ても風俗の乱れを感じさせた。その流れ者たちの居住地域も呑み込みながら、那珂郡の元皮多村は、呼称と実態の両方で「新平民」の村へと姿を変えていく。

福岡区長・山中立木は、このような福岡市域の「乞食」の急増という問題に直面し、その取り締まりの強化に乗り出した。次に掲げるのは、明治一八（一八八五）年一二月、福岡区長・山中立木が区内に示した「乞食」の徘徊を禁止する諭達である。

藩政期、「非人」や「乞食」と呼ばれる者がいた。彼らは人家の門口に立ち、他人に食を乞い生活をした。明治維新の改革で「非人」の名称は廃された。新しい制度のもと、彼らは一般と同権が認められた。福岡県も明治六年に県令を発し、今後は「非人」を厳しく取り締まると通達した。「非人」はすっかりいなくなった。にもかかわらず、最近になって「乞食体」で市中を徘徊する者があらわれた。まったくもって、けしからないことである。

人間は自分の能力にあった職業に励むべきであり、それが人間の本来の姿である。食を乞い、勉学や仕事の意欲もなく生涯を棒にふることは、人間としてもっとも恥じるべきことである。近頃は、世間の金融が立ちふさがり、「細民」の職業も乏しい。なかには、やむなき事情で家業を失い、心ならずも「乞食」となった者もいるだろう。しかし、結局のところ、その責任は本人の努力不足が原因である。各自が努めて産業に従事し、不体裁の所業がなくなるように努力するべきである。

福岡区に住む人々は、一時の慈善心から食物を与えるようなことがあってはならない。慈善心のようなものが、かえって「乞食」を堕落させ、怠けぐせを増長する。そのうち、「乞食」は後悔の気持ちもなくなり、人間の本来の姿にふさわしくない所業をしているにもかかわらず、まったく恥ずかしいと思わなくなり、風俗に悪影響を及ぼすのみでなく、国家の秩序にも不都合をもたらす。

また、手踊・放歌・絃笛などを戸前で披露し、米銭を乞い、徘徊する「稼人」がいて、難渋するという声も聞く。「乞食」のように恥知らずではないが、各家の業務を妨げ、勝手に遊芸を演じて、米銭を要求する所業であり、じつに不体裁である。今後は、「乞食」や「稼人」はもちろん、他の人々においてもこのような不都合がないよう注意を加え、旧弊を洗浄するよう励んでほしい。[29]

福岡区長・山中立木にとって、徘徊する「乞食」の姿は、旧藩時代の賤民身分を想起させるものであり、賤民身分が廃止された明治の世の中において、かつての「非人」のように市中を徘徊する「乞食」は存在してはならないものであった。そして、人間は自分にあった職業に励むことが本来の姿であり、他人に食を乞うべきではないと語り、一時の慈善心から「乞食」に食物を与える行為も、かえって「乞食」を堕落させるので、今後は行うべきではないとした。また、手踊・放歌・絃笛などの門付を行う「稼人」も、いまの世の中にはふさわしくない振る舞いであると断じられ、これも禁止された。コレラ大流行が発生するまえ、「乞食」は本人の努力不足、「稼人」はいまの時代に不体裁とされ、「旧弊」を「洗浄」するという名分のもと、その行為が禁止されたのである。

これに対して、コレラ大流行を経て、明治一三（一八九〇）年九月に「今後は警察署・市役所・衛生委員等が協力していっそう厳しく取り締まりを行う」[30]とされたのは、次に見るように、「伝染病予防心得書」（明治一三年九月）で示された四つの予防法、摂生・清潔・隔離・消毒のすべてに抵触する逸脱行為として、徘徊がクローズアップされたからであった。

コレラ流行時、もっとも忌むべき嫌うべきは「乞食」である。「乞食」は市内を徘徊し、雨露しのげる橋下や軒下であれば、不潔をかまうことなく起伏する。空腹に耐えかね、腐敗した食物を食べ消化不良を起こし、どこでコレラや赤痢を捕らえたかもわからぬまま、また人家の門口に立ち食を乞う。このことが、どれほど病毒に融通を利かせているかは計り知れないが、よそから病毒を持ち運び、たまたま休んだ軒下でコレラを発症することも可能性として考えておかなければならない。現に福岡市では、与えられた残飯を口にしたことが誘因とはいえ、数名の「乞食」が各所でコレラを発症している。しかも、彼らがいったいどこで病毒を捕らえたのかはわからないままである。[31]

ここでは、まさに病毒の運び屋という表現がぴったりあてはまるようなかたちで、市内を徘徊する「乞食」の姿が描写されている。「どれほど病毒に融通を利かせているかは計り知れない」という表現は、まるで「乞食」が病毒の仲間のような言い方であるが、この記事を書いた記者の意識はそれに近いものであったことだろう。というのも、この記事の冒頭では、「もっとも忌むべき嫌うべきは乞食である」と述べており、「乞食」は伝染病予防において市内の住民に害悪をもたらす敵役として位置づけられているからである。

新しい衛生観に基づく「乞食」に対する偏見・排除の意識が高まるなか、当時の新聞報道では、ほかの地方出身の「新平民」が福岡市域を徘徊し、そのまま行き倒れになった姿が次のように描写されている。

企救郡のある「新平民」（二六歳）は、博多各町を「乞食」として徘徊しているうちに、体調を崩した。七月三一日、櫛田神社の境内で体を休めていたところを発見し、立ち退きを命じたが、移動先の水道橋の下でコレラを発症した。これに伴い、下流にある東・西中島川は、また当分、遊泳・漁猟・洗物などが禁止された[32]。

先述したように、福岡市域における「乞食」の急増は、松方デフレや大凶作の影響が原因であったが、「乞食」や「稼人」は、もとをたどれば旧藩時代の賤民身分の生業的な営みであり、その姿を捉えた福岡区長・山中立木も旧藩時代の賤民身分を想起した。

そして、詳細は次節で述べるが、福岡県内の「新平民」の村では、明治二二（一八八九）年五月にはじまる警察部主導の部落改善運動のなかで、「乞食」や「稼人」を村ぐるみで禁止する規約の制定が求められている。「乞食」や「稼人」の慣習は、警察部が禁止を求める程度に継続していたのである。

「新平民」の側からすれば、「乞食」や「稼人」として徘徊する行為は、従前からの慣習に過ぎなかったのかもしれない。しかし、コレラ大流行をきっかけに社会の側の意識が大きく変化し、福岡市域の住民は、徘徊する「乞食」の姿を通して、目には見ない病毒があちこちに拡散される様子を想像した。「新平民」はこのような病毒の拡散を担う一味と見なされ、新しい衛生観に基づく「乞食」に対する偏見・排除の意識は、「新平民」に対する偏見・排除の意識に重なり合っていった。

❺ 改良

明治二〇年代前半は福岡県において部落改善運動が最初に勃興した時期であった。その動きを用意したのは、明治一九（一八八六）年二月二五日に福岡県の県令となった安場保和である。安場保和は、着任後の制度改革で初代福岡県知事になったのち、明治二五（一八九二）年七月二〇日までの六年六ヶ月、福岡県県令・県知事に在任した。

明治二三（一八九〇）年九月二日、安場は「従来ノ陋習ヲ除却スル件」という通達を県内の市町村長に発した。[33] この通達は、時期的に見れば、コレラ大流行のあとに出されたものであったが、その内容は明治一二（一八七九）年五月以降の取り組みを踏まえたものであり、衛生の問題にはまったくといって触れられていない。

ひとしく彼らも日本臣民である。ひとしく彼らも天から賦えられた人権を持つものである。だからこそ、私たちの天皇は、明治の世のはじまりに「穢多」や「非人」の名称を廃止し、「普通人民」の列に彼らを組み入れた。しかし、世俗の慣わしはなお彼らを賤しみ、なお彼らを「新平民」と呼称し、彼らと親しく交わることを良しとしない。また、彼らのほうも自らを奮い立たせる意志が次第になくなり、人民のあいだに隔たりが生まれ、あたかも越人のなかに楚人がいるかのように、「新平民」は「新平民」として存在させられている。

いまのような状況では、多くの時間が経過しても容易に交通は開けず、はなはだしい場合には、「新平民」が学校への入学を申し込んでも、これを拒否する事態があると聞く。これらの結果として、「新平民」は志を抱く機会がないまま落ちぶれる。毎年、警察の厄介になる者もだいたいはこの種類が多い。彼らを改良して、その立場を高めることは、目下の急務である。そのために、まず彼らとのあいだに横たわる懸隔の情感を打ち破り、また、「新平民」のほうには自主自立の観念を充満させるための抜本的な解決を図る必要がある。

昨年来、中原警部長は地方巡閲のとき、各警察署や分署に該当する部落の実力者を集め、社交上の関係、生計の模様、遺憾を抱き残念に思っていることなどを聞き取り、懇切丁寧に諭して奨励を行った。彼らはおおいに感動し、自らの改良に取り組むと約束して、さまざまな規約を村ぐるみで設けた。改良の達成は、役場職員や学校教員のかかわりのなかで行われることが適切であり、それが正しい順序である。この機会を失することなく、「新平民」を度外視する「陋習」を取り除き、彼らに対する世間の見方が着々と変わるように注意して取り組むべきである。[34]

安場の開明性は、「新平民」を忌避・拒絶する行為を「陋習」（頑固な旧い習慣）と断じた点に発揮されている。しかし、面目を改める努力が求められたのは、「陋習」にとらわれ「新平民」を忌避・拒絶していた差別者の側でなく、あくまで「新平民」の側であった点にその開明性の限界はあった。

「新平民」に求められた努力とは、具体的には、村ぐるみで規約を設け、獅子舞や「乞食」行為を廃止し、品行の「改良」に努め、夜学会を起こし、就学生徒を増加させることなどであった。もとより安場の部落問題認識は、「毎年、警察の厄介になる者もだいたいはこの種類が多い。彼らを改良して、その立場を高めることは、目下の急務である」というように、治安対策・防犯の性格を多分に持っていた。その意味において、「改良」の矛先が「新平民」に対して向けられることに矛盾はなかった。

安場の部落問題認識に基づいて、「新平民」の「改良」を具体的に指導したのが警部長・中原尚雄であった。中原は、県内の警察署や分署で「新平民」の集落の主だった人物を集め、社交上の関係、生計の模様、遺憾を抱き残念に思っていることなどを聞き取り、懇切丁寧に諭して奨励を行った。ときには「新平民」の村にはいり、「膝を接して話し合い、彼らが普段食べるものを食べ、彼らが普段寝るところで寝て、心があることを示した」[35]というように、寝食をともにしながら、話し合いを行ったという。

明治二二（一八七九）年五月一九日、中原による「新平民」への働きかけを最初に報道した新聞記事が掲載された。これによると、中原が筑後地方の下妻郡に行き、「新平民」に対して説諭したことがきっかけとなり、その地域では、村ぐるみで「乞食」や他行の禁止、学齢者の就学、衣服の清潔といった規約が定められ、実際に「乞食」を行う者も減少したと伝えられている。

筑後地方の下妻郡ではこのごろ目に見えて「乞食」の数が減った。これは先月、中原警部長が巡閲の際、「新平民」にむけて懇切丁寧な説諭を行った成果である。「新平民」たちは、中原警部長の説諭におおいに心が動かされ、四月二二日、寺院に集まり、次の各項目を定めた。

一　これまで各所に出かけ、「乞食」をする者がいたが、これからは固く禁止すること。違反者には罰金を課し、我々の活動の積み金とする。
一　学齢の者は、すべて就学させること。
一　衣服はボロであってもときどき洗い、不潔にならないよう常に注意すること。
一　右のことを実行させるため、五名の取締人を選挙すること。

このほか消防組を設置するため寄付金を募ること、また「乞食」となって徘徊する弊習をすっかり洗い流し、来年、中原警部長が巡閲のときには、「あっぱれの人民」と称賛されるように、各自、平素の品行を改良することを申し合わせたという。[36]

約一年後の明治二三（一八九〇）年六月六日の新聞報道では、「かつて筑後地方では、「新平民」が遊芸鑑札を願い受け、獅子舞・長老君・春駒などを唱えて各村をまわり、米や麦、金銭などを乞う弊習があった。しかし、昨年、中原警部長が巡閲した際、それらの行動は好ましいものではなく、今後はやめるよう懇々と説諭した。結果、「新平民」はおおいにその非を理解し、それ以来、さまざまな改良に取り組んだ[37]」とある。

筑後地方の「新平民」は、一年前に村ぐるみで立てた規約を守り、「改良」に継続的に取り組んでいたようである。

「新平民」の「改良」を報道した新聞記事はこれだけではない。明治二二（一八八九）年五月から明治二三（一八九〇）年六月頃にかけての『福岡日日新聞』と『福陵新報』には、じつに多くの地域における「改良」の様子が記事にされている。新聞の掲載順にしたがって、京都・中津両郡、嘉麻郡、那珂郡、早良郡、志摩郡における取り組みを見ることにしたい。なお、住民すべてが「新平民」で構成された村を「村」、その居住地が村の大字や小字である場合は「集落」と表記した。

京都・仲津両郡では、さきに中原警部長が巡閲を行った際、「新平民」を分け隔てる古い因習から抜け出す必要を諭した。そして、これを矯正するために、中原警部長が自ら「新平民」の家屋に投宿した。これを見た地方の有力者たちはおおいに感じるところがあり、先日、京都・仲津両郡の「平民」と「新平民」の大懇親会が開催された。来会者は二五〇名、そのうちの八割は新平民であった。（『福岡日日新聞』、明治二二年六月七日）

嘉麻郡では、六月一一日、「平民」と「新平民」の大親睦会が開かれた。きっかけは中原警部長の巡閲であり、同地の警察署長も尽力した。午後二時開会、「平民」と「新平民」は区別なく着座し、互いに盃を交わし、すっかり酩酊して午後六時過ぎに閉会した。料理の給仕はすべて「新平民」の女子がつとめた。「新平民」のなかには、これまでの人生で最高の立身であるといい、七、八円の金をだし、衣装・靴・帽子・

こうもり傘を買い揃える者も多く、まったく紳士風であったという。（『福岡日日新聞』、明治二二年六月一四日）

那珂郡の「新平民」の集落では、寺院住職の弟が中心となり、青年の行儀作法の改良に取り組んでいる。日進舎と号する家屋で町村制の学習会を行い、立派な人間に育てようと努力している。先日、中原警部長がこの村の有力者を呼び、生活上の慣わしについて改良するよう説諭した。有力者たちは、夜学校を起こそうと計画を立て、賛成者を募ったところ多く資金が集まった。すでに家屋も購入し、近いうちに開校の予定である。この行動には、寺院住職も熱心に尽力したという（『福岡日日新聞』、明治二二年六月二九日）。七月二四日、夜学校の日進会が開校した。開校式は村の寺院で行われ、二名の警部と郡書記や村長が臨席した。日進会は外面の改良にとどまらず、精神の着実な改良をめざし、教員には小学校訓導があたるという。（『福岡日日新聞』、明治二二年七月二五日）

那珂郡の「新平民」の村では、これまで結婚の宴会には数十名の客を招き、盛大なる饗応として、深夜遅くまで牛飲馬食をする弊習があった。衛生上はもちろん、翌日の仕事にまで差し支えが生じ、村が疲弊する根源ともいうべき有り様であった。このほど、かねて村内に組織された風俗改良の団体である協和会にて、今後は、招客数は三十人以内とし、質素を旨とし、祝いの席であることをはき違えないようにすることを決議した。この規約に違反する者は、警察署に姓名を届けることとし、村民三七七名の承諾の調印をとった。昨日、会員の代表六名が警察署に調印を届け出たという。（『福岡日日新聞』、明治

二三年七月一一日）

早良郡のある「新平民」の集落では、近頃は社会の進歩に対応してそれまでの藁細工はやめ、多くは機織り業に転身したという。また、青年たちは青年会を組織し、教員を招聘して夜学を開き、昼間はそれぞれ仕事に励み、学資を用意することの美風を説いた。税金などの納入の延滞もなくなり、西新町警察署長や駐在所巡査の説諭や命令を胸にとどめて行動するようになった。皆が協同一致して、万事整頓する姿は、ほかの集落の模範ともいうべきである。（『福岡日日新聞』、明治二三年八月二四日）

志摩郡には、戸数九〇〇前後の「新平民」の集落がある。これまでは、「新平民」の弊習として、ずいぶん見苦しい振る舞いもあった。しかし、警察署がはいって改良をうながし、誘導や指示を注意深く行った結果、昨年九月頃より新しい動きが見られるようになった。郷友会という団体を結成して、従来の弊習を改洗し、学術・研究に取りかかり、家屋の清潔を保ち、言葉づかいに気を付け、節倹に努めて貯蓄を行うといった規約を定めた。最近では、いよいよ会員が増加して八〇名になった。しだいに弊習を洗い去り、同会員の者は、落とし物を見つけたときは、かならず警察へ届けるというように、美風に磨きをかけているという。（『福岡日日新聞』、明治二三年一月一七日）

いずれも中原の巡閲をきっかけに、地方の警察署もかかわり、村ぐるみで設けた規約のもと、行儀作法の改良や夜学会の開催などに取り組むものであった。なかには家屋・衣服の清潔を規約にいれる場合もあったが、明治二二（一八八九）年五月にはじまる福岡県の部落改善運動において、「新平民」の衛生問題はそれほど「改良」の優先順位の高いものではなかった。

しかし、明治二三（一八九〇）年六月にはじまるコレラ大流行をきっかけに、伝染病予防の論理が合流して、「新平民」の「改良」は、衛生面での課題がクローズアップされるようになる。このことを象徴的に示すのが、『福陵新報』が前述の安場の通達を掲載した六日後、同じく『福陵新報』に掲載された「奇書　世ノ教育者宜シク眼ヲ新平民ノ頭上ニ注グ可シ　筑前西僻　芙蓉山人」（明治二三年九月一一日）の記事である。

投稿者の「芙蓉山人」は、「ああ、彼らをして教育や衛生の大切さを知らしめるのは、はたして誰の責任か。我々、教育者ではないか」[38]というように、「教育者」を自称する。そして、「教育者諸君に請う」[39]として、「旧来の感情を断ち、一視同仁（天皇のもとに平等）に努めて彼と我のあいだに垣根を設けず、親しく彼らと交際し、談話会や幻燈会などの適宜の方法を用いて、着実にこの問題の改良をはかり、彼らをして「普通一般」の人民と異なるところがないようにしよう」[40]と訴えた。ここで重要なことは、「芙蓉山人」によって可視化された「新平民」の姿は、どのような点で「普通一般の人民と異なる」とされたかという問題である。次に掲げるのは、この問題に関係する箇所の抜粋である。

私は就学の勧誘や風俗改良などの目的でしばしば彼らのもとを訪問する。彼らの多くは貧窮であり、家屋は朽ち壊れ、粥で腹が満たされることはなく、教育の何たるかをしらず、衛生の何たるかを知らず（時節柄、もっとも恐ろしい）、風俗は乱れ、つぎはぎだらけのぼろを着た子どもが道端をうろつく。彼らはなお昔と異なるところがない。このことが、一般人民に軽蔑され、嫌悪される理由である。[41]

「芙蓉山人」は、結びの部分で、「新平民」は姿や生活が悪いから一般人民に軽蔑され、嫌悪されると述べているが、そのような姿や生活のまま放置したのは、「我々、教育者」であるという立場に立つ。注目するべき点は「衛生の何たるかを知らず（時節柄、もっとも恐ろしい）」の一節である。衛生に対して無頓着であることが、時節柄、もっとも恐ろしいことであることを、括弧のなかに書き加えて、この問題への注意を喚起している。

明治二三（一八九〇）年のコレラ大流行をきっかけに、「新平民」は近代社会の衛生観に基づいて「改良」するべき存在として可視化された。そして、このようにいったん「改良」の対象として位置づけられると、今度は伝染病予防における「改良」の成果を示すかっこうの題材としての役割を、新聞報道は「新平民」に担わせるようになる。次に掲げるのは、怡土郡のある「新平民」の「改良」の様子を報道した新聞記事の抜粋である。

為政者にとって、養生のことが「下等社会」の耳に行き届かないことは、もっとも憂慮するところである。しかし、怡土郡のある村の集落では、次のようなことがあった。昨年、この地方を襲った赤痢病の流行は、この集落が発生源ではないかという噂もあるが、元来、この集落はいわゆる「新平民」の村であり、衛生などにいたってはまったく無頓着で、汚水は滞り、衣食の不潔はじつに驚くべき有り様である。そのため隣村の有志数名が立ち上がり、この「新平民」の集落に対して、衛生がいかに大切なものであるかを懇々と演説し、また金一〇数円の義援金を用意した。「新平民」もおおいに感動して風俗や衛生の「改良」に取り組み、進歩した姿を見せつつあるという。[42]

ここでは、為政者の憂慮事項として、衛生に関する呼びかけが「下等社会」にこそ行き届かないという問題があると前置きしたうえで、その最たる事例として、怡土郡のある集落を取り上げる。しかし、この集落の場合は、昨年の赤痢流行の発生源になったとも聞くが、隣村の有志数名がこの集落の住民に対して、衛生の大切さを懇々と説き、また義援金を用意した結果、「改良」の成果があがったという。

ここでひとつ立ち止まって考えたいことがある。それは「元来、この村はいわゆる「新平民」であり、衛生などにいたってはまったく無頓着で、汚水は滞り、衣食の不潔は実に驚くべき有り様である」と述べるときの、「元来」が持つ意味である。

「元来」という語句には、「もともと」という時間的な出発点を説明する意味と、「そもそも」という性質の由来を説明する意味が含まれる。そのため、ひとことで「元来、新平民」といっても、言葉を発する側と言葉を受け取る側の理解には齟齬が生じることは十分にありえることであった。要するに、言葉を発する側は「もともと」という時間的な由来に重点を置いて説明したとしても、それを受け取る側は、「そもそも」という生得的な性質として理解する可能性があったということである。「もともと」の意味ではなく、「そもそも」の意味で受け取った場合、そこには「新平民」の性質を固定化・本質化する起点が出現する。

もうひとつ、伝染病予防における「改良」の成果を示す題材となった「新平民」の報道を取り上げることにしたい。次に見るのは、明治二四（一八九一）年九月、赤痢が流行するなかでの三宅郡の「新平民」の集落とその周辺を報道したものである。

三宅郡のある村は、「新平民」の集落であり、平素から不潔であったが、次第に衛生の大切さを理解し、清潔法の実施に協力するようになった。七月末、赤痢が流行し、本村と合せて三九名の患者が発生した。医師と村の有力者たちは治療の費用を問はずに施療することに決め、また県庁や村役場の職員も予防・消毒に尽力した結果、赤痢の流行はおさまり、いまでは患者数はわずか七名に減った。[43]

赤痢が流行し、三九名の患者が出たことはそれ自体が大きな出来事である。しかし、この記事はその流行の経緯を述べるなかで、「新平民」の集落の平素から不潔であったという課題性はそれほど重視されていない。むしろ、衛生の大切さを理解し、清潔法の実施にも協力するようになった結果、赤痢流行の抑制に貢献し、いまでは患者がわずか七名になったという話題のなかで、「新平民」の変容が語られている。

まとめ

明治二三（一八九〇）年のコレラ大流行とその予防法に対する恐怖がまん延するなか、「新平民」と呼称された人々の生活や行動が、新聞報道に描写される様子を、不摂生・不潔・隠蔽・徘徊・改良の五項目において検証した。

「不摂生」を社会悪と見なす風潮は地域社会に急速に広まり、博多山笠が中止になったときには、「おのれが不養生でコレラにかかって死ぬたぁ、当然ばってん」と声を荒げる者も出てきた。そのなかで、新聞報道は、「新平民」の女性が下痢や吐瀉といったコレラ同様の症状をおこしたのは、屠殺から数日を経過した牛肉を食べたことが「真原因」であったと表記した。「真原因」という表現には、「新平民」でなければ、食べる機会も、食べようと思うこともなかったはずの「屠殺後数日を経過した牛肉」という意味が込められている。記者の眼差しには、屠殺から数日を経過した牛肉を食べる生活の「異質性」と、そのような肉を食べる身体の「異質性」を強調する性質が含まれていた。

「不潔」を取り上げた記事では、「新平民」たちが衛生に無頓着であり、「不潔」「臭気」を厭わないという「異質性」が強調された。「新平民」の生活は、「不潔」を顧みないものとして可視化されたのである。そして、このように可視化された「新平民」の村が、驚異的なスピードで伝染病に襲われたという報道は、衛生に無頓着であると、どのような恐ろしい事態が待ち受けているかを人々に知らしめた。その意味において、「新平民」の暮らしは、人々の衛生への警告を発する新聞報道のかっこうの題材であった。また、読者のなかにある「新平民」に対する偏見は、伝染病予防に関する危機意識の高揚に動員された。

伝染病患者の隠蔽は、予防法としての「隔離」と「消毒」を妨げる最大の逸脱行為であった。「新平民」に関する記事としては、コレラと診断された住職の隔離をめぐり、多数の檀徒が寺院に押しかけ、やりとりのうちにその患者が死亡するという騒動を報じたものがある。その患者が実際にコレラを発症していたのかどうか真相はわからない。また、新聞報道においても、避病院への隔離を承諾せず騒動を起こした患者周辺の行為を、時期にそぐわない愚行として性格づける方向を持っていたが、それを「新平民」であるがゆえの問題として、特記する意図があったとは断定できない。しかし、「過去の記憶」とあいまって、「新平民」はなにか事があれば多数をなして行動するという偏見を持つ者からすれば、このときの騒動はその偏見が助長される機会になっただろう。

伝染病流行時の徘徊は、知らず知らずのうちに伝染病を発症し、その病毒をあちこちに拡散させるという意味で、隠蔽よりも深刻な側面を持っていた。「新平民」の側からすれば、「乞食」や「稼人」として徘徊する行為は、従前からの慣習に過ぎなかったかもしれない。しかし、コレラ大流行をきっかけに社会の側の意識が大きく変化した。福岡市域の住民は、「乞食」や「稼人」の姿を通して、目には見ない病毒があちこちに拡散する様子を想像した。「新平民」はそうした病毒の拡散を担う一味と見なされ、新しい衛生観に基づく「乞食」の偏見・排除の意識は、「新平民」に対する偏見・排除の意識に重なり合っていった。

明治二〇年代前半は福岡県において部落改善運動が最初に勃興した時期であった。しかし、ひとまとめに明治二〇年代前半といっても、明治二三（一八九〇）年のコレラ大流行を経験する前後では、その「改良」の論理には変化がある。その変化の経過を辿ると、まず「新平民」を「改良」の対象と見なす視座が部落改善運動の始まりによって用意された。そして、そこにコレラ大流行のあとの伝染病予防の論理が合流することで、「新平民」の生活や行動は、近世社会には存在しなかった新しい衛生観で可視化され、近代社会の価値観に基づいて「改良」するべき存在として位置づけられた。

しかし、このように「新平民」の差異が〈発見〉され、その固定化・本質化がはじまると、今度はそれまでとは逆の役割を「新平民」は新聞報道において担うようになる。ある「新平民」の村は、赤痢流行の発生源ではないかと噂もされたが、いまでは隣村の有志数名とのかかわりのなかで、衛生の大切さを理解するようになったという。また、三宅郡のある「新平民」の集落の衛生への取り組みも、赤痢流行の抑制に貢献したという文脈のなかで報道された。

コラム⑤ 往来で生きる人びと(2)

引きつづき、往来で生きる人びとの姿を追うことにしよう。ここでは、猿まわし、お稲荷さん、いざり、狂女、士族のなれのはてを紹介する。

猿まわしは、一軒一軒を訪問するドカ打ちと、街頭や広場でやるバタ打ちの二種類があり、門付にあたるのがドカ打ちで、明治時代の福岡市では日に一、二回は来たという。店先でも座敷でも、所かまわず猿が飛び降り、太鼓にあわせて足拍子、撞木を振ってひとまわり、それほど難しくない芸を披露して銭を貰った。

お稲荷さんは、白いころもに赤袴をつけたお狐を竹にさし、それを左手でぐるぐるまわし、「ほうれ来たりやおいなりさん、福と運とが舞い込んだ」と言って、一軒一軒をまわった。信仰形式を装っていたので、もらうお金はお賽銭といったが、それが少ないと帰らなかった。

いざりは、足が不自由で立っては動けない物乞いである。すわったまま移動する動きからいざりと呼ばれたが、そこには差別的な意味が込められている。手に下駄を持ち、地面にこすれる尻には皮を敷いた。腕の力に頼って移動するので、腕の筋肉がたくましい。

狂女は、姿を見せては、あてもなくさまよい、つぎの町へ消えていった。

士族のなれのはては、「三条公、松前方、箒と衣紋竿はいらんやぁ」と言って触れ売り歩きをし、門に立ち、浪曲の高砂を謡ったという。

『福岡県警察統計書』によると、明治二五（一八九二）年に福岡警察署が取りしまりを行った「乞食」は、計二一九五人であり、原籍送付が男二九人、女二七人、説諭追放が男一二二三人、女九二六人であった。

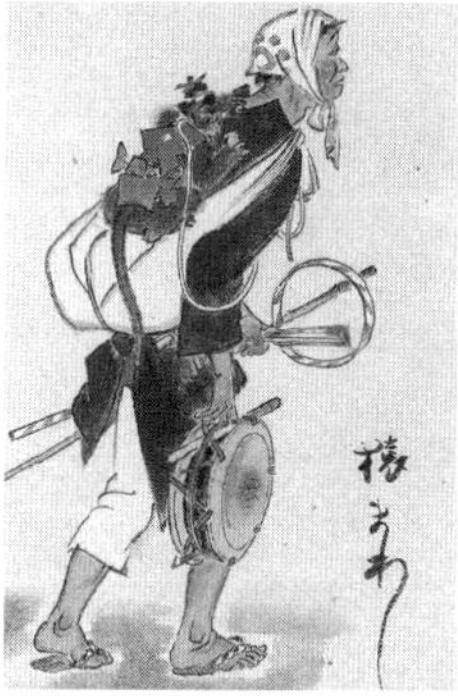
⑬猿まわし

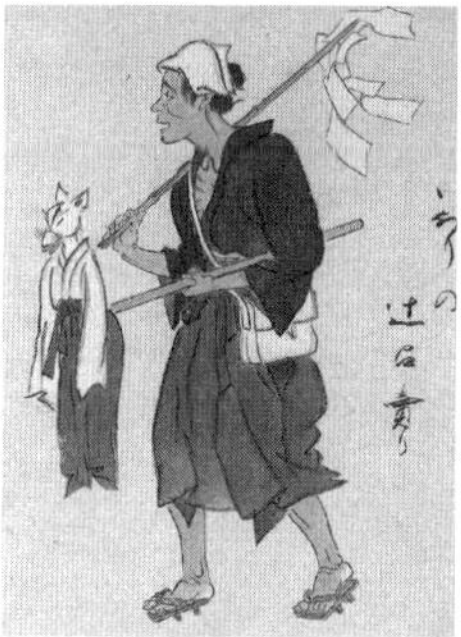
⑭お稲荷さん

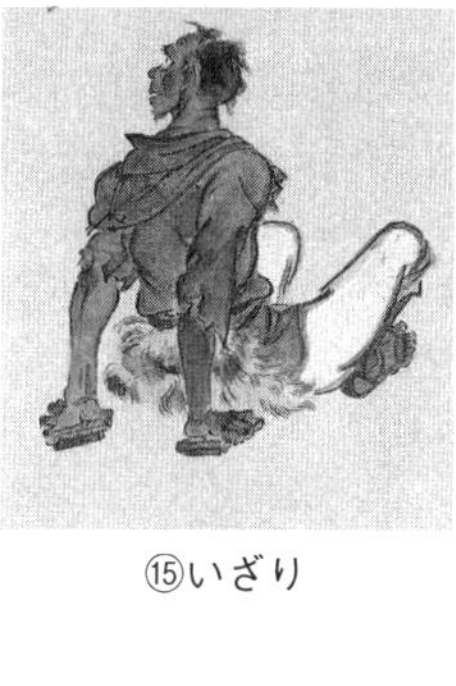
⑮いざり

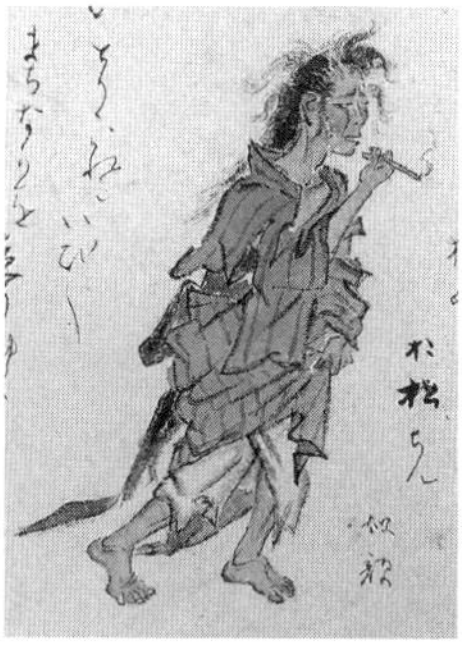
⑯狂女

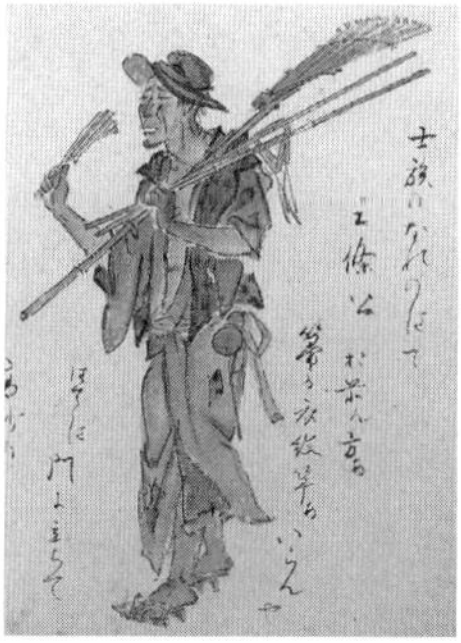
⑰士族のなれのはて

【参照文献】『明治博多往来図会　祝部至善画文集』、（一財）西日本文化協会、二〇〇九年。
京都部落史研究所『近代に生きる人びと─部落の暮らしと生業─』阿吽社、一九九四年。
『福岡県警察統計書』、明治二五年、国会図書館デジタルライブラリー。

第五章

伝染病対策と被差別部落の差異化

はじめに

明治期の新聞報道は、「新平民」の衛生に無頓着な暮らしぶりを強調して、コレラの発生源があたかも「新平民」の居住地域であるかのように情報を流布したとされる。[1] しかし、その一方で、医療・衛生行政の関係者はもちろん新聞記者のなかにも、「新平民」の居住地域で実際にコレラが発生することはそれほど多くないことを把握する者がいた。そのため、ときに新聞紙面では、「新平民」は生活環境が「不潔」であるためかえって身体が強くなったとか、牛肉を食する習慣に関係して病気に対する抵抗力がついたなどの理由をならべ、事実と烙印のすり合わせが図られた。

福岡県の場合は、赤痢の流行と「新平民」の不衛生な暮らしを関連づける記事や、病毒を保菌したまま都市を徘徊する「新平民」の姿を描写する記事は見られたものの、「新平民」の居住地域をコレラの発生源であるかのように烙印づける報道が行われることはなかった。そのため、前述のような事実と烙印のすり合わせが行われる必要はなかったが、それにもかかわらず、「コレラに感染するはずの「新平民」がコレラに感染しない」という俗説は、福岡県でも流布していた。このことを象徴するのが、本章で注目する福岡県鞍手郡の在村医師・加来数馬の学術報告である。

加来数馬は、九州帝国大学医学部の前身・県立福岡病院や玄洋医会の活動に深い関わりを持ち、明治二六（一八九三）年と同二七（一八九四）年の二回の九州医学会で「虎列刺病ニ於ケル血統上ノ関係ニ就テ」と「新平民と虎列刺」と題する学術報告を行った。その内容は、「コレラに感染するはずの「新平民」がコレラに感染しない」という創られた矛盾を、近代医学の立場から「合理的」に説明することを企図したものであり、その「科学」的根拠として強調されたのが、「新平民」の血統であった。「新平民」はコレラに対する特別な免疫（免病性）を持つ血統であると断定し、それが理由で本来的にはコレラに感染する暮らしをしているにもかかわらずコレラに感染しないと報告したのである。

「新平民」とコレラ流行をめぐる言説は、誰もがそこに矛盾があることに気が付く可能性を持っていた。しかし、にもかかわらず、それが適切に修正されることはなく、むしろ取り繕うための論理が重ねられていった。このことは、見えないはずの、なかったはずの差異が〈発見〉され、それが「新平民」の本質として、固定化・本質化されていく過程を捉えるうえで、重要な課題を孕んでいる。[2]

本章では、福岡県鞍手郡の在村医師・加来数馬の学術報告に注目して、「新平民」の差異化という問題を考察する。近代医学の学習歴を持ち、地方医学会で学術報告を行う力量を持つ医師の学術報告に注目する本章の作業は、科学的人種主義による「新平民」の差異化の一端を検証することに繋がるものである。

❶ 加来数馬の人物像

加来数馬は、文久二（一八六二）年に医師・加来養軒の長男として誕生し、豊前国田川郡の叔父・加来寿山のもとで養育された。[3] 明治九（一八七六）年に私塾水哉園に入門して儒学を三年間修めた後、福岡県立医学校へ入学して西洋医学を学んだ。そして、同一四（一八八一）年から同一八（一八八五）年まで東京に遊学して、順天堂や桜井病院において外科・産婦人科を学んだ。このように加来数馬の学習歴は、医師養成システムが十分に整備されていない明治一〇年代において、当時の最高水準に準じる学校や私塾に在籍して医学修行に励むものであった。

帰郷後、鞍手郡中泉村で病院・済衆医館を開設した加来数馬は、地域医療に関与する一方で、県内開業医を代表する一人として、明治二〇（一八八七）年七月、福岡病院設立維持の建議に関わった。[4]福岡県立医学校附属であった福岡病院は、地方税に基づく福岡県立医学校の維持が法令で制限されたことを受け、廃絶の危機に陥った。福岡病院存続を求める県内開業医等有志二九名は、県会に建議を提出する方針を固め、一一月一六日、一三名の開業医が連名で「福岡病院継続之儀ニ付建白」を提出した。[5]加来数馬はこの一三名に名前を連ねており、この時点で福岡県内開業医の代表を担う立場にあった。

明治二二（一八八九）年五月に玄洋医会が発足すると、第二次総集会で加来数馬は常議員に選出された。玄洋医会は、福岡病院設立維持を建議した開業医と福岡病院所属医学士の相互交流のなかで誕生した組織であり、医師の権利・義務の明確化・拡張と学理及び実験の研究を目的とした。本部は福岡病院内、支部は各郡市に置かれ、会長は大森治豊、副会長は熊谷玄旦であった。

玄洋医会は研究成果を地域へ発信するため機関誌『杏林ノ栞』を発刊した。【表1】は、『杏林ノ栞』における加来数馬の活動状況を示したものである。1・3・8は実験報告、2・6・7・13は学術論文（6・7は九州医学会報告の再録）、2・4・5・10は総集会演説の加筆修正、12は総集会演説の要旨である。加来数馬の報告件数は、玄洋医会の医師のなかで際立って多いものであった。

加来数馬の活動として、もうひとつ注目するべきものがある。それは、明治二五（一八九二）年三月、九州地方の医学発展を企図して創立された九州医学会での三度にわたる学術報告である。

九州医学会は、大谷周庵・吉田健康・大森治豊をはじめとする九州北部を代表する医学関係者計三六名が発起人となって発足した。[6] 会員数は明治二八（一八九五）年の段階で五七五名（福岡三六六名、佐賀八四名、熊本七五名、長崎二六名、大分一〇名、鹿児島五名、山口八名、不明一名）、その主な活動は年一回の医学会開催と機関誌の発行であり、その実質的な運営を担ったのは、各県の医学会であった。[7]

第一回大会から第三回大会までに報告された学術論文は計六七本であった。[8] このうちコレラ関係は三本あり、加来数馬「虎列剌病ニ於ケル血統上ノ関係ニ就テ」（第二回）、加来数馬「新平民と虎列剌」（第三回）、杉本玄應「コレラ病ノ実験」（第二回）であった。[9] なお、加来数馬は第一回大会でも梅毒に関する報告を行っており、三大会連続で報告を行った唯一人の人物となっている。

このように加来数馬はコレラ流行の最中に地域医療に関与し、近代医学の研究成果をいち早く摂取して医療現場で実験や観察を行い、そこで得た結果を医学会の場で発信する力量を認められた在村の医師であった。明治二〇年前後には大日本私立衛生会福岡支会員となっており、『大日本私立衛生会雑誌』を通じて、緒方正規・北里柴三郎・中濱東一郎らの学説に接する機会も持っていた。

【表1】『杏林ノ栞』に見る加来数馬の活動状況

	記事名称及び記事区分	年
1	「子癇症ニ早産術ヲ施シ良果ヲ得タル治験」（実験記事）	明治23年
2	「黴毒予防説」（論説）「黴毒蔓延ニ付増娼ヲ望ム」（総会演説）	明治23年
3	「陰嚢断裂ノ実験」（実験記事）	明治25年
4	「失敗四件」（総会演説）	明治26年
5	「失敗四件（続）」（総会演説）	明治26年
6	「虎列刺病ニ於ケル血統上ノ関係ニ就テ」（九州医学会）	明治26年
7	「新平民と虎列刺」（九州医学会）	明治27年
8	「創傷ニ因スル奇怪ナル後出血ノ一例」（剖見記事）	明治27年
9	「故深江良山ヲ哭ス」（雑報）	明治28年
10	「再ヒ九州腸膣扶私ニ就テ」（論説）、「腸膣扶私ニ於ケル腸出血ノ蛔虫ノ関係ニ就テ」（総会演説）	明治29年
11	「杏蔭百話」（雑報）	明治30年
12	「炭鉱失火に伴発する有毒瓦礫中毒に就て」（総会演説）	明治32年
13	「脚気蔓延ニ就テ地方的観察」（論説）	明治35年

※『杏林ノ栞』第一巻第一号～第一五巻第四号（九州大学史料室『九州大学資料叢書　第一三編』～九州大学史料室『九州大学資料叢書　第一六編』、二〇〇五年～二〇〇八年所収）に基づいて作成。

❷「新平民」を差異化する学説

(1) 仮説の提示

近代科学の領域で最初に「新平民」を視界に捉えた学問は人類学であった。明治一九(一八八六)年七月、箕作元八「穢多ノ風俗」(『東京人類学会報告』第六号)が「穢多」の起源に関する情報収集を呼びかけたのをきっかけに、坪井正五郎「足利近傍の賤民」(『東京人類学会報告』第九号)や藤井乾介「穢多は他国人なるべし」(『東京人類学会報告』第一〇号)が報告を行い、人類学のなかで「新平民」に対する関心が喚起された。[10]

このような人類学の動向に加来数馬がどこまで接していたのかはわからない。ただ、加来数馬の「新平民」に関する理解は、後述するように、明治一八(一八八五)年七月発刊『学芸志林』第一七巻所収、中村不能斎「穢多非人考」と佐藤玄端「穢多非人考」に基づくものであったことは確かである。『学芸志林』は、東京大学法理文三学部の事業として、明治一〇(一八七七)年八月から同一八(一八八五)年まで刊行された学術雑誌であり、欧米論説の翻訳から邦人研究者の論説に至るまで、当時の最新の知見が幅広く掲載された。[11]

では、医学の分野での「新平民」の取り扱いはどうだったのだろうか。第三回九州医学会報告「新平民と虎列剌」の冒頭において、加来数馬は次のように述べ、少なくとも加来数馬の目の届く範囲では、医学や衛生の分野で「新平民」を観察・研究の対象として扱ったことはないという。

私は「新平民とコレラ」というケチ問題について、いささかですが、意見を述べようと考えます。「新平民」すなわち「旧穢多」と呼ばれます日本人類のなかの「一種族」について、私の見識が狭いのかもしれませんが、これまで医学や衛生の分野で観察や研究を行った人は、いまだいないようでございます。[12]

「ケチ問題」というトゲのある表現が使用されている点には注目する必要があるだろう。九州医学会に集まった大部分の医者や医学者が、「新平民」を取り上げることに違和感を抱くことは想像に難くない。加来数馬からすれば、自分も学会報告は行うものの、皆さんが違和感を抱く気持ちもよくわかると言いたかったのだろう。なお、明治期において「種族」の語は、現在、私たちがイメージする民族・人種という意味ではなく、同一の性質をもつグループという意味であったとされる。[13]

では、大部分の医者や医学者が違和感を抱くはずの「新平民とコレラ」という問題に、加来数馬はどのような理由で注目する必要があると考えたのだろうか。次に示すのは、「新平民」を観察・研究の対象とする意義をひとことで述べた箇所である。これを見ると、コレラ予防を効果的に行い、コレラの脅威から自分たちの健康と生命を守るうえで、「新平民」はその鍵を握る重要な存在であると加来数馬は考えていたことがわかる。

世にも獰猛なコレラ将軍を降伏させる武器を彼らは持っていると思われます。彼らの「種族」は、今日の境遇においては、嫌忌すべき「種族」であるかもしれません。しかし、この重要な武器を持っていることについて、私たちは深く詮索に詮索を重ね、ぜひともその恩恵を共に被りたいと思います。[14]

ここでは、コレラ流行を予防する重要な武器を「新平民」が持っていると仮説を立て、その恩恵を自分たちも被るために観察・研究を行うという動機が述べられていることがわかる。ただ、加来数馬のなかに、「新平民」を忌避する人々の意識まで否定する気がなかったことは、「嫌忌すべき「種族」であるかもしれない」という表現から判断できるだろう。

そして、ここでいう「新平民」が持っている武器とは、コレラに対する特別な免疫（免病性）を持つ血統であった。要するに、自分たちがコレラの脅威に晒されているときも、「新平民」はコレラにかからない血統であるため、彼らだけは健康と生命が保証されているという仮説を加来数馬は提示したのである。

(2) 提示の手順

このような仮説を提示するうえで、加来数馬がとった手順は、ヨーロッパにおけるロベルト・コッホとペッテンコーフェルのコレラ論争やジェンナーの天然痘予防法発見のエピソードの整理を行い、そこから仮説の根拠となる次の①〜③に言及するという方法であった。

①コレラはコレラ菌だけでかかるものではない。かかるかどうかにはかなりの個人差がある。

②俗説のなかには思いがけず学問の発展に寄与するものがあり、俗説の検証も学者や医師の重要な責務である。

③コレラにかかるかどうかの個人差は血統によって最初から決まっているという俗説や、「新平民」は

コレラにかからない「種族」であるという俗説がある。

この整理の仕方には、情報量の限界や加来数馬の個人的資質に起因する恣意的な部分が多分に含まれる。しかし、それでも近代医学の成果に導かれるかたちで仮説を立て、それを提示する方法を持っていたところに、九州医学会で報告することができた加来数馬の力量があらわれている。

まずは、ヨーロッパにおけるコレラ論争の分析を通じて、①が導き出される過程を見ることにしたい。コレラの病因をめぐる議論には、大きく分けて、ミアスマ（毒気説）とコンタギオン（伝染説）という考え方があった。この二つの考え方は、のちに衛生学と細菌学というかたちでそれぞれ発展していくことになる。

ミアスマ（毒気説）
コレラが流行するのは、汚染された土壌や水などから生じる悪い気体が原因であるという考え方。対策として、土壌の清潔をたもつための下水道の整備や悪臭を消すための石炭酸の散布などを重視する。なお、コッホによってコレラ菌が発見されたのちは、コレラ菌は単独では感染しないことを指摘。不潔な土壌に入ることで人体に影響を及ぼすまでに活性化するという複合要因説に修正。

コンタギオン（伝染説）
目には見えない病原体のようなものが体内に侵入することで病気が起こる、疾病は病気の人が健康な人に接触することによって伝染するという考え方。対策として、病原体を持つ人の隔離や流行地からの人や物の出入りを制限するなどの措置を重視。

明治一六（一八八三）年、ロベルト・コッホ（一八四三〜一九一〇）によってコレラの病原体が発見され、コレラ論争はコンタギオン（伝染説）の優位に傾いた。しかし、医師や医学者のなかには、コッホの学説をすぐには受け入れることができない者が多くいた。というのは、彼らが日常的に目にしている、コレラ患者に接触する機会が多い医師や看護人にはコレラにかかる者が少ないという事実を、コッホの学説では説明できなかったからである。

コッホより二五歳年上のペッテンコーフェル（一八一八〜一九〇一）は、ミアスマ（毒気説）の考えに基づいて、ミュンヘンの衛生環境の整備を行い、コレラ予防の成果を着実にあげていた。ペッテンコーフェルは、コッホが発見した病原体そのものについてはまったく否定しなかった。しかし、コレラはコレラ菌単独でかかるという考え方が広まることには賛同できず、コンタギオン（伝染説）とミアスマ（毒気説）を混合した複合要因説を唱えるようになった。

明治二五（一八九二）年一〇月、ペッテンコーフェルは自らの身体を使って一ミリリットルのコレラ菌培養液（一〇億個のコレラ菌を含む）を飲むコレラ菌培養液服用実験を敢行した。そして、コレラ菌単独では簡単にコレラにかかることはなく、コレラにかかるのはもともと抵抗力の弱い人であることの証明を試みた。ペッテンコーフェルの学説は、医師や看護人にコレラ感染が見られない理由を説明する点で優れたものであり、不潔な土壌がコレラ菌を活性化させるという点は間違いであったが、コレラ菌単独で流行は広まらないという考え方は正しかった。

さて、このようなヨーロッパのコレラ論争を加来数馬はどのように整理して、仮説の根拠となる①を導きだしたのだろうか。やや長文にはなるが、次にその関係箇所を引用することにしたい。

コレラの原因、伝染方法、流行の性質については、数年前にコッホ氏による有名な発見がありました。しかし、なお議論は二つに分かれ、現実には防疫業務にあたる者を悩ませ、混乱させています。近年、衛生界の老将軍であるペッテンコーフェル氏は、七〇歳の高齢をおして、弟子のエンメリッヘ氏とともに大胆にも命を賭けてコレラ菌を内服し、従来保持してきた自説を実証しました。コッホの守りの固い城壁を粉砕する一撃を加えようと試みたのです。ヨーロッパにおける論争は、砲煙が天を覆い、弾丸が雨のように襲う大戦争の様相です。もちろん、このことは学問の世界では当たり前のことで、むしろ喜ぶべき現象であります。さて、今後、中原の鹿は誰の手に落ちるのでしょうか。

コレラ病に対する各個人が有する素因の関係について、ペッテンコーフェル氏はZの記号を用いて表しました。一方、コッホ氏は、ペッテンコーフェル氏がいわゆる特異病毒をX、土地や時季の関係をYであらわす学説に対して異を唱え、まったく正反対の立場をとっています。しかし、コッホ氏もまた、コレラはコレラ菌が人体の胃腸内に達することではじめて発病に至るが、胃腸まで達しやすい人とそうでない人がいると述べています。つまり、個人が持つ能感と不能感の素因は、ペッテンコーフェル氏とコッホ氏の両者が認めているところであり、もはや学問界の輿論になっているのです。

コレラにかかるかどうかが個人の素因に関係することは、ペッテンコーフェル氏とコッホ氏で見解を同じくしていることは明白な事実です。皆さんも、コレラ流行当時のことを思い返してください。かならず記憶に残っているはずです。コレラ流行の際、伝染の機会と関係が親密であり、コッホ氏の学説ではかならずコレラにかかるはずの者が実際には伝染を免れ、かえってその機会と関係が疎薄であった者が伝染の不幸に陥るということがあったでしょう。[15]

ここに登場するX・Y・Zは、ペッテンコーフェルがコレラの発生条件を「X+Y+Z=コレラ」の数式であらわす際の記号であり、Xがコレラになる種（病原体）、Yが土地及び時季、Zが患者個人である。コッホが発見した病原菌をXとし、土地と時期の素因が人体に影響を及ぼすところまで病毒を活性化させ、またコレラへの抵抗力という個人の素因が重なりあい、コレラにかかるというペッテンコーフェルの学説を、加来数馬がよく理解していたことがわかる。

一方、コッホにおいても、当たり前のことではあるが、コレラ感染における個人の素因は否定できなかった。加来数馬は、コッホとペッテンコーフェルのコレラ論争をこのように整理し、両者が否定できないものとして、コレラ感染に対する「個人が有する能感と不能感の素因」にクローズアップした。対立するコッホとペッテンコーフェルでさえ「個人が有する能感と不能感の素因」に関して見解は一致するとまとめ、コレラはコレラ菌だけでかかるものではない、かかるかどうかを決定するのは個人の素因であるという見解を導き出したのである。

次に、人間の働きかけで伝染病の免疫を獲得した唯一の成功例、ジェンナーの天然痘予防法発見のエピソードを引き合いに、②に言及していく過程を見ることにしたい。

乳牛の放牧がさかんな酪農地帯で育ったジェンナー（一七四九〜一八二三）は、一二歳のとき、乳搾りを行う女性から、「私は前に牛痘にかかったので、もう天然痘にかかることはありません」と聞いた。この言葉を胸にとどめ、ジェンナーは牛痘種痘法の開発に乗りだしたという有名なエピソードを引き合いに、加来数馬は第二回九州医学会報告「虎列剌病ニ於ケル血統上ノ関係ニ就テ」の冒頭で次のように述べ、なにげなく行われている習慣のなかにこそ思いがけず学問の発展に寄与するものがあると言及した。

学問の進歩は、学者の高尚な研究によってのみ進展するものではないと信じます。かつて大英国のジェンナー氏が種痘法の大発見をしたことを思い出してください。牧場で働く者から牛痘は天然痘を防御する傾向にあることを聞き、偶然に見出した例がございます。私たち学者は、いつも民俗の習慣に注目していなければなりません。瑣末な事柄であっても、軽率に見過ごさず、聞き流すことがあってはなりません。なぜなら、高尚な学理の応用はここに胚胎するからです。[16]

また、第三回九州医学会報告「新平民と虎列剌」の冒頭では、さらに直接的な表現を用いて、次のように述べている。

私は、私の特性と致しまして、医療や衛生の業務にあたるとき、業務のかたわら人々の俗説を聞くことを甚だ好んでおります。どうしてかというと、古来より伝わる人々の俗説や習慣には、ずいぶん知識がひらけた今日から見ても、しらずしらずのうちに学問の原理に適合しているという例がしばしば見られるからです。[17]

加来数馬は学問の進歩は学者の高尚な議論によってのみ果されるものではなく、日常の生活のなかで、人々が当たり前のように行っていることのなかに、学問を進歩させる重要なヒントが隠されていると述べた。このことは、習慣や俗説を医学的に検証し、病気の予防に役立てることも学者や医師の重要な責務であると示し、自分の報告がその意味を担うものであると位置づける意味を持っていた。

そして、俗説に注目する意義を、ジェンナーのエピソードを引き合いにはっきりと強調したうえで、加来数馬は、第二回及び第三回九州医学会の報告において、③について言及していく。コレラにかかるかどうかはあらかじめ決まっており、それを決定づけるのは血統であるという俗説と、「新平民」が自ら語る、自分たちはコレラにかからない「種族」であるという俗説を紹介するのである。

頑固で愚かな俗説は、コレラ患者に数多く接触した者が伝染を免れ、あまり接触しなかった者が伝染するという事実を根拠に、「コレラというものは、いつでも、誰にでも伝染するというものでは決してない。むしろ、コレラにかかるものには、最初から一定の約束がある。コレラには、コレラにかかりやすい「コレラ血族」というものがあり、「コレラ血族」でない人々に伝染することはない」と言いふらしています。私も最初はこの俗説を簡単には信じられませんでした。しかし、先ほど述べたように、個人が持つ能感と不能感の素因は、すでに学者も認め学問界の輿論になっています。また血統によってこれが分岐することは、遺伝の方式の考えにも適合します。コレラ病に対する「免病性」に個人の強弱の違いがあるのは、このほかの伝染病、黴毒・結核・ジフテリアの「免病性」に遺伝による強弱の違いがあるのと同じです。[18]

（第二回九州医学会報告「虎列刺病ニ於ケル血統上ノ関係ニ就テ」）

「新平民」の「種族」は、「私たちにはコレラは伝染しません。コレラ病は「穢多種族」以外の疾病です。「一般人民」の疾病です」と賜言して憚りません。[19]

（第三回九州医学会報告「新平民と虎列刺」）

「新平民」とコレラの問題に限定していうと、加来数馬の認識において、「新平民」はコレラに感染しない「種族」であると自ら語った「新平民」と加来数馬の関係は、牛痘の予防効果を語った牧場の女性とそれに耳を傾け種痘を発見したジェンナーに置き換えられるものであった。ただ、このことを語った「新平民」との出会いは、加来数馬にとって極めて重要なことであるはずなのに、どこで耳にしたのかという説明はされていない。

(3)　検証のプロセス

①「コレラ血族」と「コレラ非血族」

第二回九州医学会報告「虎列刺病ニ於ケル血統上ノ関係ニ就テ」（明治二六年四月）は、コレラにかかるかどうかはあらかじめ決まっており、それを決定づけるのは血統であるという仮説の検証を企図するものであった。この報告は、現在を生きる私たちの感覚からすれば未熟な調査・分析であり、言っていることにも不明瞭な点が多い。ただ、ここではそのことを踏まえたうえで、できるかぎり加来数馬の意図をくむかたちで検証のプロセスを追うことにしたい。

上記の仮説を検証するために、加来数馬は過去のコレラ患者の書類に基づく血統調査を行った。ここでいう血統調査とは、コレラ患者を「コレラ血族」と「コレラ非血族」に分類し、その統計的な差異を分析するという手法である。

「コレラ血族」
血縁者のうち、感染したのが患者本人だけでなく、親・兄弟・祖父母・従兄・叔父などに見られる。

「コレラ非血族」
血縁者のうち、感染したのが患者本人に限られる。

「コレラ非血族」は、コレラにかかる者がひとりもいなかった血族という意味ではないことに注意する必要がある。加来数馬の理解では、コレラにかかってもそれが患者本人に限られる場合は、それはあくまで偶発的な感染であったということなのだろうが、この理解はいうまでもなく矛盾を孕んでいる。

過去にさかのぼっての血統調査は、「遠くさかのぼり、明治一〇年以後の調査に着手しようと試みたが、コレラが最初に流行したころは、書類が不完全であり調査が困難であった」[20]というように、最初の流行期については調査できなかった。そこで、調査対象を明治一九（一八八六）年から同二五（一八九二）年までの三度の流行期に発生したコレラ患者総計五百八十二名に限定した。[21]三度の流行期とは、明治一九（一八八六）年、同二三（一八九〇）年、同二四（一八九一）年であり、『福岡県統計書』によると、この期間の福岡県鞍手郡のコレラ患者は、明治一九年一七九名、同二三年三七八名、同二四年一〇四名の計六五一名であった。[22]加来数馬が用いた書類もこの統計の作成に関わるものであったと推測される。

【表2】は、加来数馬による血統調査の結果を示したものである。これによると、患者総数五八二名のうち、「コレラ血族」は二八三名、「コレラ非血族」は二九九名であり、「コレラ血族」のうち、各流行期にまたがって血縁者より二名以上の患者を出したケースが六九名、各流行時に血縁者より二名以上の患者を出したケースが二一四名であった。

一方、「コレラ非血族」は一三四名が「他府県より奇遇する者」、一六五名は「土着の人民」であったが、なお詳細の調査を行えば、「血縁者」を発見する可能性があるという。特に「他府県より奇遇する者」に関しては、その患者が他府県出身であると判明した段階で単身の旅行者として処理をしたという経緯があり、「私の地方は坑業が盛んな土地柄であり、他府県より家を挙げて出稼ぎに来る者も多い。たとい他府県人であっても、あるいは血族関係者を発見することができたかもしれない」[23]と付記している。

【表2】加来数馬による血統調査の結果

コレラ血族	二八三名
各流行期にまたがって血縁者より二名以上の患者を出したもの	六九名
各流行時に血縁者より二名以上の患者を出したもの	二一四名
コレラ非血族	二九九名
他府県より奇遇するもの	一三四名
土着の人民	一六五名

【表3】「コレラ血族」のうち各流行期にまたがって血縁者より二名以上の患者を出したものの類例

	明治一九年	明治二三年	明治二四年
類例1	長男が発症。		長女と次女が発症。別居の叔父が発症。
類例2	長男が発症。		父が発症。本人が発症。
類例3	本人が発症。	姪が発症。	叔父が発症。
類例4	本人が発症。		従妹が発症。
類例5	本人が発症。		従弟が発症。
類例6	本人と次男が発症。	長男と四男が発症。別居の三男が発症。	
類例7		姉が発症。	母と妹が発症。

【表3】は血統調査によって得られた「コレラ血族」のうち、各流行期にまたがって血縁者より二名以上の患者を出した六九名の類例として紹介された七例を示したものである。[24] このうち、類例6は血族のうち男性にのみ感染したもの、類例7は血族のうち女性にのみ感染した「奇怪」な類例として紹介されている。

類例1を見ると、長男が発症したのち、流行期をまたいで長女と次女が発症し、さらには住居を別にする叔父まで発症している。このケースは、加来数馬にとって、コレラにかかることが最初から決まっている「コレラ血族」は、住居を別にしていてもコレラから免れることはできないと述べるうえで、たいへん都合の良い事例であったように思われる。

しかし、加来数馬がクローズアップしたことはそれとは別のことであった。それは、流行期をまたいでコレラにかかる場合には、血の繋がりが濃い「近親」とそれより繋がりが薄い「遠縁」では、「近親」のほうがより多くの感染が見られるということであった。[25] 説明がないため、「近親」と「遠縁」がどの範囲の血縁者を想定しているのかはわからないが、類例1の場合でいえば、「近親」からは長女・次女の二名が発症したのに対し、「遠縁」からは叔父一名の発症であったという意味であると推察する。

そして、そのような現象が発生するのは、同じ家屋に居住するという環境的要因に起因するのではなく、あくまで血統の問題であると主張するために、次のような説明を付け加えた。

近年、都市や村全般の衛生的思想がいくらか発達しました。特にコレラに対しては、忌避の念が強く、最初の流行でコレラの襲撃にあった者は、二回、三回の流行において、十分に注意して予防を行うようになりました。にもかかわらず、二回もしくは三回の流行にわたって、その者の同居人が不幸にもコレラにかかるのには、それなりの理由があると考えるべきです。[26]

なんとも我田引水的な解釈であるが、一度でもコレラの襲撃にあった者は衛生意識が高くなり、その後の流行時には、コレラを経験していない別居の「遠縁」よりも注意深く予防を行ったはずである、にもかかわらず、二回目、三回目の被害を受けたのは、同居の「近親」が別居の「遠縁」より、「コレラ血族」としてコレラにかかりやすい性質を色濃く受け継いでいるからであるという。

以上見たように、加来数馬のこの報告には、コレラにかかった者が患者本人のみであった場合を「コレラ非血族」として分類することは妥当なのかという問題や、感染の原因を環境ではなく血統に求める際の解釈や説明の強引さといった問題があり、未熟な調査・分析であったといわざるをえない。しかし、加来数馬の主観的な評価では、コレラの感染を決定づけるのは血統の差異であるという仮説は、この報告を通して立証された。

②「新平民」＝「コレラ非血族」説の検証

第三回九州医学会報告「新平民と虎列剌」（明治二七年四月）で提唱した「新平民」＝「コレラ非血族」説とは、「元来、穢多はそのはじめコレラ非血族であると信じます」[27]というように、「新平民」は祖先が「コレラ非血族」であり、その祖先の性質が「血族結婚」を繰り返し行った結果、現在の「新平民」へ受け継がれたとするものである。

彼らは少数の祖先より次第に繁殖してきました。「普通人民」と結婚することはほとんどなく、彼らは少数の「種族」のなかで結婚を繰り返してきました。いわゆる血族結婚のみをやってきたのです。そのため、ほかの性質の血液は多くは混淆していません。それですからコレラに対する「免病性」も、また連綿として絶えずに受け継がれてきたのです。そして、今日、この恐るべき悪疫に向かって、思いがけない幸運を手にすることになったと考えられるのです[28]

この「新平民」＝「コレラ非血族」説は、「新平民」の祖先が「コレラ非血族」であったことを立証する方法がないという点で論理的な弱さを持っている。

また、「コレラに感染するはずの「新平民」がコレラに感染しない」という現象について、他府県の新聞報道では、「新平民」は生活環境が「不潔」であるためかえって身体が強くなったといった事実と烙印のすり合わせを企図する説明が加えられたが、加来数馬も「このような奇怪な現象について、従来色々の憶説があります」[29]として、これに類似する「憶説」があることを把握していた。

（憶説１）

「穢多」種族が住居する部落はその大部分が生活の程度が極めて野蛮である。ほとんど動物と同様の生活的境遇である。そのため、彼らの消化器はあたかも豚やそのほかの動物の胃腸のように消化力が非常に強くなり、コレラの病毒も他の食物と一緒に消化できるようになった。[30]

（憶説2）

「穢多」部落はどこにおいても「普通人民」とはその交通が頻繁ではなく、飲食などを共にしない。そのため自然の隔離法の原理に適い、伝染の不幸を免れる大きな思いがけない幸運を手にいれた。[31]

（憶説1）は「新平民」の暮らしを「野蛮」の視点で過度に強調し、動物のような暮らしをおくるなかで、動物のようにコレラを消化する胃腸の働きを獲得したという、「新平民」の身体を極端に差異化したものである。（憶説2）は「新平民」は「普通人民」と交わることがないため、コレラが流行しても病毒に接触することがなく、感染することもなかったというように、「新平民」の隔離された生活環境という理解に基づくものである。

加来数馬が「新平民」＝「コレラ非血族」説に説得力を持たせるためには、「新平民」の祖先が「コレラ非血族」であったことを立証する方法がないという論理的な弱さを何らかのかたちで補い、また自身の説がここに示した二つの「憶説」よりも優れていることを論証する必要があった。

そこで最初に加来数馬が行ったことは、「新平民」の起源に関する検証であった。「新平民」が「普通人民」と隔絶して存在した歴史的背景を明らかにし、「新平民」の血統が純度を保って継承された過程を立証しようとしたのである。

元来、「穢多」の「ケガレが多い」という字義は、彼らが日常的に従事しております職業について、あるいは宗教上の見解から生まれたといわれています。そして、「穢多」の「エタ」という呼び方は、「餌取り」に由来するといわれています。どうして「餌取り」という呼び名が彼らの「種族」に当てはめられたのかというと、彼らの「種族」は昔から主に畜生類の肉などを取り扱っていたからです（中略）…「穢多」の起源は、おそらく中世以後にさかのぼることでしょうが、詳しいことはわかっていません。ですから、その祖先の事蹟も、ある人は「夜見の国の人」であるといい、またある人は「土蜘蛛の一種」であるというなど、昔から見解が分かれ、いっこうに定説がありませんでしたが、ある人は次のように説を立てました。「その祖先は、おそらくは蝦夷か韓人かそのほかの外国人だろう。日本の領土を攻撃し、あるいは盗賊のようなことで日本に入り、捕らえられ、囚人となった。そして、日本で暮らすようになったものの、世の人々から嫌われ、婚姻を結ばずに、別に区域を立てられて、じつに頑固・粗暴・残忍な性質となり、今日のような姿になったのだろう。」[32]

ここでは、まず「穢多」の字義と呼称の由来に触れたあと、その起源は中世以後にあると述べている。そして、その祖先に関しては、『古事記』や『日本書記』に登場する「夜見の国の人」「土蜘蛛」ではないかという推測や「おそらくは蝦夷か韓人かそのほかの外国人だろう」といういわゆる異民族起源説を紹介する。ただ、加来数馬にとって「新平民」の祖先が異民族であったかどうかはそれほど大きな問題ではなかった。それよりも重要なことは、世の人々から嫌われ、婚姻を結ばずに、別に区域を立てられた結果として、中世「穢多」が頑固・粗暴・残忍の性質を持ち、それが近代「新平民」の原型になったという系譜的連続性であった。要するに、加来数馬にとって「新平民」の祖先がどこからきたかという問題は自身の学説にとって重要な事柄ではなく、中世「穢多」と近代「新平民」の血統が強い連続性を持っていることをただ補完する学説が必要だったのである。
そして、このとき加来数馬の主張の根拠となった学説は、明治一八（一八八五）年七月発刊『学芸志林』第一七巻所収、中村不能斎「穢多非人考」であった。次に掲げる二つの史料は、加来数馬「新平民と虎列剌」と中村不能斎「穢多非人考」[33]の原文を比較したものである。引用は最小限の範囲にとどめたが、これを見ると、加来数馬の「新平民」の起源に関する考察が、中村不能斎「穢多非人考」を踏襲したものであったことが伝わるだろう。なお、中村不能斎は旧彦根藩の儒学者であり、同じ旧彦根藩の儒学者である小林正策の著書を参考にしたという[34]。

或人は説を成しまして其祖先は多分蝦夷か韓人か其外の外国人か日本の領彊を侵し或は其他の盗賊の様な者が日本に囚となつてさうして是か日本に住居して世人からして之を嫌はれまして或は婚姻を結ばず別に区域を立てまして実に頑固粗暴残忍の性質となつて今日の様なものになつたであらふ

（加来数馬「新平民と虎列剌」）

想フニ、盗賊或ハ夷俘ノ類ニシテ、世人之ヲ嫌悪蔑視シ、婚ヲ結ハス、交リヲ通セ、自ツト別域ノ状ヲ為シ、自カラモ亦弘ク交際セサルヨリ、偏僻頑固ノ風ヲ為シ、自暴残忍ノ性ト為リ、

（中村不能斎「穢多非人考」）

もっとも、中世「穢多」と近代「新平民」の血統の連続性が明らかになったからといって、「新平民」の

祖先が「コレラ非血族」であったことはなにも証明されていない。加来数馬の理解において、近代「新平民」が「コレラ非血族」であることを解明することで、その「祖先」も「コレラ非血族」であったという同意反復的なロジックが働いているのかもしれない。

次に加来数馬が行ったことは、「新平民」の行動観察的調査であった。「新平民」の暮らしを衛生や医療の観点から分析し、「新平民」の文化的・身体的側面における差異に注目した。

「穢多」の性質を考えてみますと、彼らは言語や暴動はもちろんのこと、美術的な思想、徳義上の行為などにおいて、「普通人民」と同様とはいえません。しかし、彼らの性質にはそればかりではないもっと特筆すべきところがあります。試みに、彼らの衣食住について、衛生面の観察を行ってみましょう。彼らの「種族」は、その多数が衛生上、ひとつも満足といえるところがありません。しかし、このような衛生面の欠点が往々にして見られるにもかかわらず、彼らの生命と身体は「普通人民」に比べてかえって健全です。疾病を患ってもその回復は早く、「普通人民」より二割ないしは三割は治療日数が短いということを、私たちは日頃より目にしております。患う病気は、「新平民」も「普通人民」と同じです。むしろ、黴毒や蟯虫のような病気は、彼らの「種族」に多い病気です。このほか伝染病では、疱瘡・腸チフス・麻疹・ジフテリアなどは「普通人民」と同様に感染します。しかし、どういうわけか彼らの「種族」はコレラにかかりません。これは私がもっとも不思議に思っていることです。彼らはコレラに対する感受力が弱く、いうなれば彼らはコレラに対して有力な抵抗力を持っているのです。[35]

ここでは、次の四点にわたって「新平民」と「普通人民」の差異に言及しているが、疾病を患っても「普通人民」よりも回復が早いという指摘や、梅毒・蟯虫はむしろ「新平民」に多いという指摘は、はたして実態に即したものであるのか不明であり、そのまま首肯することはできない。

①「新平民」は言語や暴動、美術的な思想、徳義上の行為などにおいて「普通人民」とは異なる性質をもっていること。
②「新平民」は、衛生的な課題があるにもかかわらず、かえって身体は強壮であり、疾病を患っても「普通人民」よりも早く回復すること。
③梅毒や蟯虫は「新平民」に多い病気であること。
④伝染病のうち、疱瘡・腸チフス・麻疹・ジフテリアは「普通人民」と同様に感染するが、コレラに限っては感受力が弱く、特別な抵抗力を持っていること。

このなかで加来数馬にとって最も重要だった内容は、不十分な衛生環境で暮らすなか、腸チフスなどの伝染病は「普通人民」と同様にかかるが、コレラにはかからないという箇所である。なぜなら、前述の(憶説1)に対して、動物のような消化能力を持つ胃腸を手に入れたとしても、それがコレラにのみ作用するというのはおかしいと述べる根拠となったからである。

「穢多種族」の消化力がたとい非常に強人であったにしても、腸チフスや赤痢のように同じく伝染の経路を消化管にとる疾病は、彼らといえどもやはり「普通人民」と同様に患います。[36]

また、「新平民」とコレラの接触という問題については、この続きの箇所で次のように述べ、「新平民」は「普通人民」と交わることがないため、コレラが流行しても病毒に接触することがないという（憶説２）を否定した。

いったんコレラが流行すると、コレラにかかって死亡した者の埋葬や火葬、あるいは排泄物の取り扱いなどは、調べてみますと、たいていは彼らが引き受けているようです。コレラに接する機会と関係でいえば、患者運搬や排泄物の取り扱いを行う彼らは「普通人民」より多いのです。[37]

しかし、かりに加来数馬がいうように、加来数馬の目の届く範囲では、コレラ病死者の埋葬・火葬・排泄物の取り扱いを「新平民」が担っていたとしても、この指摘はすべての地域にあてはまるものではない。「新平民」がコレラ病死者の埋葬・火葬・排泄物の取り扱いを担っていたという指摘は、客観的事実ではないことを強調しておきたい。

最後に加来数馬が行った作業は、福岡県鞍手郡を事例に、「新平民」と「普通人民」のコレラ感染率の差異を統計的に示すことであった。この統計結果を通じて、加来数馬は「このように不衛生な衣食住であり、このように伝染の機会と関係を強く持っていながら、彼らの「種族」、彼らの居住地域では、コレラの流行時にコレラにかかるものは暁天の星のようにとても数が少ないのです。「普通人民」との比較でいえば、皆無といっても良いほどです」[38]と意見した。

福岡県鞍手郡という地域は、ご承知のようになかなか炭鉱業が盛んなところでして、さまざまな地方から出稼ぎにやってくる、人の出入りの激しい地域です。そのため、長崎でコレラ患者が出た、あるいは島原の口之津港にコレラが侵入したなどと聞けば、その翌日には、もう本郡にコレラ患者が発生するというような土地柄です。鞍手郡の入口は総数四万六〇〇〇人、そのうち「新平民」がどれくらいいるかと言うと二〇分の一の約二三〇〇人です。そして、同郡のコレラ患者数を数えると、明治一九年から明治二六年にいたるまで、八年間で総数八〇〇人です。そのなかに、「新平民」のコレラ患者がどれくらいいたかと言うと、わずか二人、それはまるで皆無のようなものです。これを鞍手郡のコレラ患者に比例して見ますと、「新平民」は二三〇〇人いますから、少なくとも四〇名はコレラ患者が出ないとおかしいのですが、二人しかいない。「普通人民」に比べて感染率は二〇分の一、コレラの伝染に抵抗する力が二〇倍あるようなものです。さらに言えば、「新平民」の二人のコレラ患者も、これは明治二四年の大流行の時にあったのであり、私が実際に見た患者ではございません。あるいは急性の腸カタルであったかもしれません。[39]

福岡県鞍手郡の地域性について、炭鉱労働者の出入りが激しく、県外で発生したコレラがたちまちのうちに流入したと述べたうえで、鞍手郡の人口四万六〇〇〇人のうち、明治一九(一八八六)年から二六(一八九三)年までにコレラに感染した患者は八〇〇人、この割合に準拠すれば、同郡に二三〇〇人いる「新平民」からは少なくとも四〇人の患者が出るはずだが、まるで二〇倍の抵抗力を持つかのように二人しか出ていないという。

そして、この二人さえ自分は診ていないから急性の腸カタルであったかもしれないというが、この腸カタルの指摘はあまりに加来数馬にとって都合の良すぎる解釈である。そもそもこの統計で使用した患者データは、前回の血統調査で使用した明治一九（一八八六）年から同二五（一八九二）年までの三度の流行期に発生したコレラ患者総計五百八十二名であったと思われる。「新平民」の二人に限らず、ほとんどは加来数馬が自分で診ていない患者であり、また、腸カタルの誤診が起こるとすれば、その確率が高いのは、患者の母数の多い「普通人民」のほうだろう。この統計結果の妥当性を検証する方法はないが、正確な数値として受け止めることは避けるべきである。ただ、加来数馬にとっては、「新平民」＝「コレラ非血族」説を提唱するうえで、極めて重要なデータとなった。

以上見たように、「新平民」＝「コレラ非血族」説は、「新平民」の祖先が「コレラ非血族」であったことを立証できないという弱さを持ち、また「コレラにかかるはずの「新平民」がコレラにかからない」という現象の辻褄をあわせるような説明（憶説）もすでに存在した。そこで、加来数馬は①～③の調査・分析を行い、「新平民」＝「コレラ非血族」説の立証を試みたのであった（【図１】参照）。

【図１】加来数馬「新平民と虎列剌」の論理構造

①起源に関する文献調査
↓中世「穢多」と近代「新平民」の血統の連続性。

②生活に関する行動観察的調査　【憶説１・２の否定】
↓胃腸が特別に強いわけではない。
またコレラに接触する機会と関係もある。

③コレラ感染率の統計的調査
↓福岡県鞍手郡の事例で、感染率に統計上の差異。

↓

「コレラ非血族」という結論

ところが、報告の終盤にさしかかり、「新平民」がコレラに対する「免病性」を獲得したもう一つの可能性として、加来数馬は「新平民」の「煙草の過用」という要因を提示した。しかも、ここで描かれる「新平民」の姿は、極めて偏見に満ちたものであり、尋常ではない喫煙の習慣を持つ「種族」として差異化されている。

彼らの「種族」は煙草を喫煙します。どこの地域でも皆、ひとり残らず喫煙していると言ってもよろしいほどです。彼らは睡眠の時間を除いて常に吸っています。彼らが喫煙する煙草は、多量のニコチンを含む峻烈なものです。手作りのものか、そうでなければ町で販売されている「鬼殺」や「弁慶」という廉価な下等煙草であります。

私は、「新平民」がコレラに対して抵抗力を持っているのはどうしてなのかと、かねてより研究しておりました。すると、誰が言うともなく、「「新平民」がコレラの「免病性」を持っているのは、煙草に関係があるとしか考えられない」という俗説に出会いました。私は機会があればこの説の証拠を立ててみたいと思っていました。諸君もご承知のことでしょうが、昨年一二月二五日刊行『大日本私立衛生会雑誌』の「外報」に、ローマ大学衛生学教室のドクター・タッシナリー氏の「煙草の病菌に及ぼす作用」が掲載されていました。煙草の煙を各種の病菌に作用させたところ、コレラ・肺炎・腸チフス等の病菌は、煙草の煙によって弱体化するとありました。コレラや腸チフスの流行期には、衛生上、烟草の喫煙は最も必要なことであるという結論を読み、私が胸に抱いていました疑問はすぐに氷解することができました。[40]

当時、煙草の病気に及ぼす効能は、医学研究の関心対象のひとつとなっていた。ここに登場するタッシナリー「煙草の病菌に及ぼす作用」(『大日本私立衛生会雑誌』第一二七号、明治二六年三年一二月)は、「煙草はコレラ・腸チフス流行時には有益な面が少なくない。また、口腔の疾病もその原因の多くは寄生物であることを考えれば、煙草は衛生上の必需品である」[41]と述べ、煙草がコレラ予防として好ましい効果があると述べている。

福岡県では、明治二三(一八九〇)年のコレラ大流行の当時から、「煙草を喫煙する者はコレラにかかることが少ないという説がある。遠賀郡のある村でコレラにかかった患者を調査したところ、非喫煙者が六〇名、喫煙者が三五名であったという。煙草とコレラにはどのような関係があるのか。よそでも調べてはどうか」[42]というように、煙草のコレラ予防への効能をにおわす俗説が流布していた。

その後、広島県宇品港の検疫事務所詰医・滝澤良造という人物が、同地のコレラ患者の八割から九割は非喫煙者であったと報告し、取り急ぎ衛生局などの中央機関でコレラと煙草の関係の観察・分析を要望すると発言した[43]。このことをきっかけに、『中外医事新報』(第一四五号、明治二八年六月)は「このごろ、広島の軍医の実験談であるといって、本年のコレラ患者の多くは非喫煙者であって、喫煙者がかかるのはまれであると報道している。世間は広く、なかにはこれを妄信する人もでるかもしれないが、多数の学者の信じるところでは煙草は多少の殺菌力はあるにしてもコレラを殺菌するほどの力はない。今日のところは軽々に妄信して、喫煙の害を社会に及ぼさないように注意することを望む」[44]という記事を載せ、煙草の殺菌力に対する妄信が広がることに歯止めをきかせようとした。

加来数馬による「新平民」と煙草の描写は、偏見に満ちたものである。ここでは、「新平民」はひとり残らず喫煙の習慣を持ち、睡眠時以外を除いて、強力なニコチンを成分とする煙草を吸い続けているという。この「新平民」の「煙草の過用」という説は、加来数馬の偏見と「新平民」の「免病性」は煙草に関係があるという俗説、それから近代科学の断片的な実験結果の恣意的な融合によって生まれたものであった。

しかし、加来数馬はこの「新平民」の「煙草の過用」という説を、「新平民」＝「コレラ非血族」説に併存させ、「新平民」がコレラに対して「免病性」を持つ理由を次のように結論づけた。

「穢多種族」がコレラに対して抵抗できるのは、ひとつは彼らが正しく「コレラ非血族」の素因を持っており、ひとつは一日中煙草を吸って消化器系統のニコチン薫蒸法をやっているからです。私はコレラの「免病性」はこのようにして獲得したという判断をいたしました。[45]

❸ コレラ予防策としての「新平民」との婚姻奨励

加来数馬による「新平民」の血統への注目は、「新平民」はどのようにしてコレラに対する「免病性」を獲得したのかという医学的関心を出発点とした。そのため、「新平民」は言語や行動が粗暴であるとか、衛生に無頓着であるとか、寝ているときを除いていつも煙草を吸っているといった偏見を加来数馬も抱いていたが、それらを「悪質遺伝」の結果として結論づける意図はなく（もちろん意図はなかったとしても、偏見に基づいて論を組み立てることで、偏見を事実化するという問題は含んでいる）、むしろ「新平民」の血統は、コレラへの「免病性」を持つ、ある意味では優れた血統として位置づけられる点に大きな特色を持っていた。

そして、自分たちがコレラの脅威に晒されているときも、「新平民」はコレラにかからない血統であるため、彼らだけは健康と生命が保証されているという恩恵をともに得るために、加来数馬は次のような提案を行った。

今後、諸君が病気の実務に従事するかたわらで、私の報告と符合する事実があるのかないのか、よく詮索することを強く希望します。そして、ここで述べました事実に符号する痕跡が見られたときは、将来の「コレラ非血族」との結婚をできるかぎり奨励していただきたい。また、コレラ流行時においては、喫煙を必要とする習慣は、コレラ病の予防策としていささか役に立つと考えます。[46]

自分の報告内容と重なるような事実を発見したときは、「コレラ血族」と「コレラ非血族」の結婚をできるかぎり奨励してほしいと述べ、コレラ予防策としての「新平民」との婚姻を奨励していることがわかる。婚姻を通じて、「新平民」の血を「普通人民」の血統に交えることが、彼らが持つ「免病性」の恩恵を享受する方法として示されたのであった。

「新平民」＝「コレラ非血族」説は、他の医学者たちにどのように受け止められたのだろうか。『医界時報』（第八号、明治二七年四月二一日）や『中外医事新報』（第三八三号、明治二七年四月二〇日）は、第三回九州医学会の開催状況を紹介するなかで、プログラムの一つとして加来数馬「新平民と虎列剌」の報告があったことを記したが、内容までは触れていない。ただ、第三回九州医学会開催時の会員数は三六六名、顔ぶれに重複するところはあるが、玄洋医会の会員数は約六一〇名であり、少なくともこれだけの数の医師が、それぞれの機関誌を通じて、加来数馬の「新平民」＝「コレラ非血族」説に接していたことは確かである。

まとめ

福岡県鞍手郡の在村医師・加来数馬は、医療業務のかたわら民俗の習慣や俗説に耳を傾けることを好む、ある種の好事家的な資質の持ち主であった。しかし、その好事家的な営みを、ジェンナーの天然痘予防法発見のエピソードになぞらえて語り、コッホとペッテンコーフェルの論争を自分の言いたいことに引き寄せて仮説を提示する力量を加来数馬は持っていた。現在を生きる私たちの感覚からすれば、加来数馬の学術報告は、とくに検証のプロセスにおいてたいへん未熟な側面があったが、玄洋医会で重要なポジションを担い、また九州医学会で学術報告を行うことができたのは、このような力量を持っていたからだろう。

「新平民」と煙草をめぐる描写を見ると、加来数馬の「新平民」に対する行動観察がどれほどいい加減なものであり、また偏見に満ちたものであったのかがわかる。民俗の習慣や俗説の医学的な再解釈を試みるという加来数馬の関心のあり方は、古くからの習慣や俗説をいったんは否定せずに受け入れるという点で、守旧的な性格にならざるをえない。そのため、忌避・排除を行う側には見えている「新平民」の「差異」は、加来数馬にとって否定するべきものではなく、その「差異」に医学的解釈を加えることを志向させた。

しかし、一方でコレラ予防という医学的関心を出発点としたため、加来数馬の報告のなかには、「悪質遺伝」の結果として、「新平民」は言語や行動が粗暴になったとか、衛生に無頓着になったという見解は見られない。むしろ、それとは反対に「新平民」の血統は、コレラへの免疫（免病性）を持つ、ある意味では優れた血統として位置づけられた。そして、自分たちがコレラの脅威に晒されているときも、彼らだけは健康と生命が保証されているという考えのもと、コレラ予防法として「新平民」との婚姻を奨励した。

婚姻奨励という予防策にのみ注目すると、「新平民」との婚姻を拒絶する行為は、医学的に不利益であり、合理的ではないと主張しているように受け取れる。しかし、ここで重要なことは、見えないはずの、なかったはずの「差異」が、加来数馬の学術報告によって前よりもはっきりと見えるようになったことである。そして、その「差異」を見えるようにしたものは、当時の近代科学が注目しはじめた「血」という人間の体内を流れる特別な液体であった。見えないはずの「血」の違いが、見えないはずの、なかったはずの「新平民」の「差異」を説明する道具として利用されたのである。

屠牛と犬捕り
コラム⑥

明治四（一八七一）年、明治天皇が牛肉を食べたことがきっかけで、牛肉食が始まったという定説がある。しかし、牛肉食の習慣は、江戸時代後半にはかなり広まっていた。筑前秋月藩士・平井孫右衛門が天保五（一八三四）年に序を記した『望春随筆』には、次のような話が載せられている。

牛肉を喰うこと、昔は稀なり。たまたま薬喰いなどという時は長崎に便を求め、塩漬け肉か干肉を一斤も調え、それを細かく切り分け、少しの得難き薬喰いにした。

文化の頃か、地元の「穢多」へかねて頼みおくときは、生肉を持ち来る事もありたり。価は最高値にて少しつつ用いる者もあった。しかるに、文政の頃より、こちらが頼まずとも、「肉はいらぬか」と持参するようになり。近年は自分として気力を増すの益あるべしと思い、医者に尋ねることもなく薬喰いをするようになった。価も猪・鹿より下値なり。冬分なれば人により十斤も其余りも買い求めるあり。最初の程は、台所が不浄になるとて外にて煮炊きをせしが、後は馴じみてこの如くする者稀なり。

文化・文政年間（一九世紀前期）、牛肉食をめぐる二つの転換があった。まず、長崎に求めなければ牛肉が手に入らなかった段階から、必要なとき、顔なじみの被差別民に肉を回してくれと頼むと手に入るようになったこと。次に、こちらから頼まないでも売りにくるようになり、価格も猪・鹿より安くなったこと。また、最初は気にしていた不浄観も次第に薄まっていった様子が見て取れる。

表紙の絵には屠牛場まで牛をひいて歩く人がいる。ひかれゆく牛は「はだか牛」といい、通った翌日は雨が降るといわれた。それで、牛を売る人も決して牛を裸にせず、蓆か藁を巻きたたんで牛の背に据えた。

犬捕りは、鎌倉時代の武士がはじめた犬追物に充当する犬の捕獲がはじまりであったが、次第に犬の撲殺が中心になり、明治中期以降は狂犬病対策という性格を強めた。給料はたいてい現物支給で、漁師が魚を捕って生きるように、犬の皮をはぎ、皮と肉を売って生計を立てた。餌をおとりに犬を呼びよせ、一撃のもとに撲殺する姿を往来の人々は固唾を飲んで環視した。

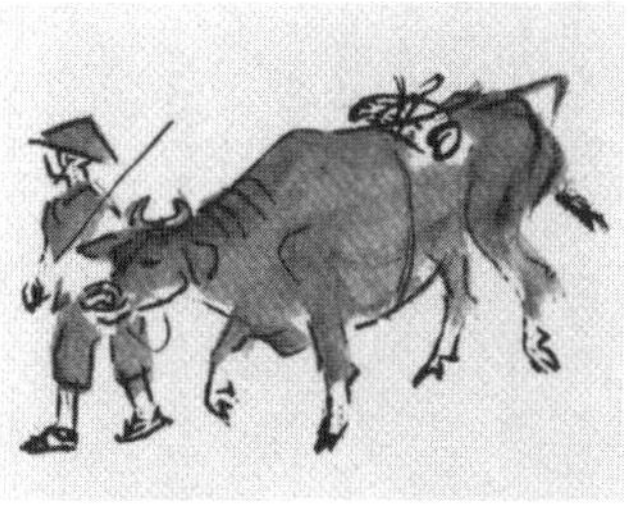
⑱屠牛場まで牛をひいて歩くひと

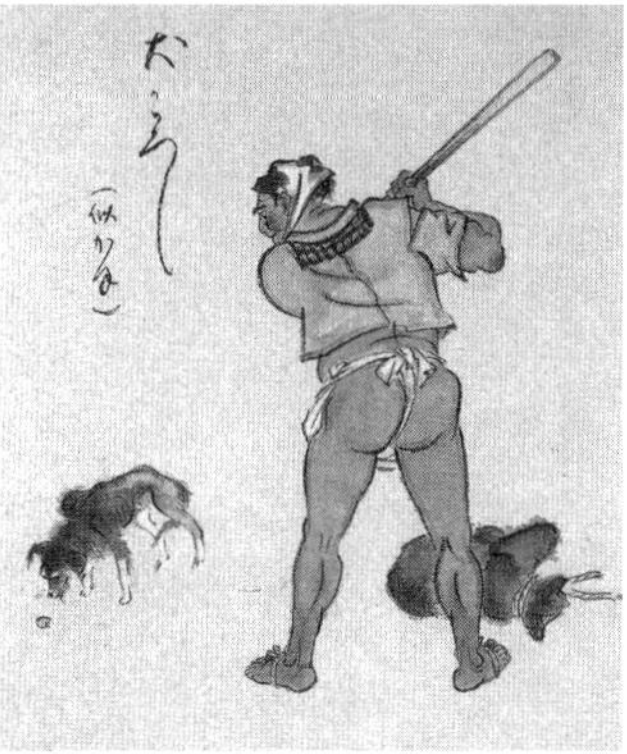
⑲犬捕り

【参照文献】『明治博多往来図会　祝部至善画文集』、（一財）西日本文化協会、二〇〇九年。
のびしょうじ『食肉の部落史』明石書店、一九九八年。
安蘇龍生「史料紹介「生産と労働」の視点のなかで」、『部落解放史ふくおか』二〇・二一号、一九八〇年。

註記

序

1 森達也編著『定点観測 新型コロナウィルスと私たちの社会 二〇二〇年前半』、『定点観測 新型コロナウィルスと私たちの社会 二〇二〇年後半』、『定点観測 新型コロナウィルスと私たちの社会 二〇二一年前半』、論創社、二〇二〇年〜二〇二一年は、コロナ禍における社会の動向について、半年ごとの定点観測を行っている。

2 美馬達哉『感染症社会—アフターコロナの生政治』、人文書院、二〇二〇年など参照。

3 竹原万雄『近代日本の感染症対策と地域社会』、清文堂、二〇二〇年。

4 山口県文書館所蔵『明治四〇年 雑件 第一庶務係』。

5 関儀久「明治四〇年における内務省地方局の全国部落状況調査について」、公益社団法人福岡県人権研究所『リベラシオン』第一八五号、二〇二二年。

6 小林丈広「「特殊部落」認識における構造と主体」、『現代思想』第二七巻第二号、一九九九年、一〇八頁。

7 安保則夫『近代日本の社会的差別形成史の研究—増補『ミナト神戸 コレラ・ペスト・スラム』—』、明石書店、二〇〇七年、二七五頁。

8 小島達雄「被差別部落の歴史的呼称の問題—「特種部落」・「特殊部落」の呼称をめぐって—」、『ひょうご部落解放』第三九号、一八五号、二〇二二年。同「被差別部落の歴史的呼称をめぐって—「特種部落」および「特殊部落」の呼称の形成過程とその時期—」、領家譲『日本近代化と部落問題』、明石書店、一九九六年。同「「特殊部落」観成立前史—再説「特種部落」および「特殊部落」の呼称の形成過程とその時期—」、『ひょうご部落解放』第九八号、二〇〇一年。

9 例えば、大正六（一九一七）年に福岡監獄教誨師として赴任した苅谷哲公は、「特種部落民と犯罪」（『監獄協会雑誌』

第三〇巻第一〇号、大正六年一〇月）のなかで次のように述べている。

不潔の極を尽くして居る。それも先祖代々然りである。其不潔積り〳〵て臭気鼻を衝き嘔吐をもよおすに至るのである…（中略）…唯一寸奇妙に感ずるは伝染病の滅多に彼等部落には侵入せぬ事である…（中略）…彼等の体質は甚だ健全で、殊に抵抗力を豊富に有して居る。胃腸などは如何なる作用かは知らぬが時間も不消化もお構いなしで動物的本能を発揮する。その結果、流行病が侵入せぬであろうかとも解釈が出来る。

10　小林丈広『近代日本と公衆衛生―都市社会史の試み―』、雄山閣出版、二〇〇一年、一〇九頁。

11　上杉聰「近世―近代部落史の連続面について―部落の「異民族起源説」と用語「特殊部落」発生の再検討―」、北崎豊二編著『明治維新と被差別民』、解放出版、一〇〇七年、二五三頁。

12　同前、二六〇頁。

13　同前、二六四頁。

14　このテーマをめぐって、関口寛「賀川豊彦の社会事業と科学的人種主義―近代日本における〈内なる他者〉をめぐる認識と実践」（坂野徹・竹沢泰子『人種神話を解体する　2　近代と科学の智』、東京大学出版、二〇一六年）は、近代の「異種」認識を構成するものとして、「変質」「退化」の概念を検証した。本書は、関口の考察が「特殊部落」の呼称が流布したのちの「異種」認識の内実を探るものであったのに対し、それ以前の「異種」認識の内実を探るものである。

15　黒川みどり『被差別部落認識の歴史―異化と同化の間―』、岩波書店、二〇二一年、一〇～一一頁。

16　同前、三四八頁。

17　例えば、手島一雄は、「黒川みどりが、部落差別を、ひろい意味での「人種主義（差別）」という観点から摑まえているが、（黒川は意識していないかもしれないが）客観的に見ると、峯岸や鈴木正幸が行っていた議論につながるものがあると思う」（「報告／『国民融合論』の成立と近代部落史研究」、『部落解放研究』第一九四号、二〇一二年、九頁）

と述べている。

なお、鈴木正幸「近代天皇制の支配原理に関する一試論―部落差別に関連して―」(『部落問題研究』六八号、一九八一年)は、峯岸賢太郎の議論を踏まえ、「身分制の解体にもかかわらず、何故「種姓」的身分差別だけは解体しなかったのか。ここに日本近代における身分的差別の特定の形態としての部落差別の固有の基本的問題がある」という問題提起を行い、「近代天皇制国家は、その国家的秩序原理に、「種姓」による貴賤差別原理を内包していた」という見解を示した。そして、「近代にはいると排外主義ナショナリズムの形成展開にともなって、「種姓」的差別に異民族差別が逆輸入され、異民族差別観念が「種姓」的差別観念を補強する傾向が強まったのではないか。異民族起源説がそれである」と述べた。鈴木は、前近代から近代における種姓観念に基づく差別意識の連続性を指摘したうえで、前近代と近代の違いをもたらすものとして、「異民族起源説の逆輸入」を位置づけていることがわかる。

第一章　伝染病流行と地方都市

1　これに先立ち、長与専斎は明治二三(一八九〇)年七月の大日本私立衛生会臨時常会において、「元来、コレラ病が最初に侵襲するのは「貧民部落」である。ここで病毒は繁殖し、しだいに一般に蔓延していくというのが、流行の法則である」(『大日本私立衛生会雑誌』第八六号、明治二三年七月、一頁)と述べている。

2　「赤痢病の大猖獗」、『大日本私立衛生会雑誌』第八七号、明治二三年八月、五六二頁。

3　全国のコレラ流行状況や患者数及び死亡者数については、特に断りのない限り、山本俊一『日本コレラ史』、東京大学出版会、一九八二年。宿輪亮三『長崎県伝染病史』、昭和堂、二〇〇六年などを参照した。

4　福岡市役所編纂『福岡市誌』、積善館、明治二四年、五四葉。

5　「屠牛場がコレラの原因との申立」、『福岡日日新聞』、明治一八年一一月三日。

6 前掲『福岡市誌』、五九葉。

7 「真症虎列刺縣下に発す」、『福岡日日新聞』、明治二三年六月二〇日。

8 福岡市のコレラ・赤痢の流行及び対応状況については、特に断りのない限り前掲『福岡市誌』を参照した。

9 「明治廿三年八月廿五日　第七回福岡市会議事日誌」、福岡市総合図書館所蔵マイクロフィルム『福岡市議会議事録』94-19-004、コマ番号0905。

10 同前。

11 同前、コマ番号0906。

12 同前、コマ番号0908。

13 「明治廿三年九月十一日　第八回福岡市会議事日誌」、福岡市総合図書館所蔵マイクロフィルム『福岡市議会議事録』94-19-004、コマ番号0926～0927。

14 「明治廿三年十月一日　第十回福岡市会議事日誌」、福岡市総合図書館所蔵マイクロフィルム『福岡市議会議事録』94-19-005、コマ番号0033～0034。

15 同前、コマ番号0035。

16 同前、コマ番号0040。

17 同前、コマ番号0006～0009。

18 同前、コマ番号0020。

19 同前、コマ番号0021。

20 同前、コマ番号0022～0023。

21 同前、コマ番号0023～0024。

22 同前、コマ番号0027～0028。

23　同前、コマ番号 0028 ～ 0030。
24　同前、コマ番号 0025 ～ 0026。
25　同前、コマ番号 0031。
26　同前。
27　同前、コマ番号 0032。
28　前掲『福岡市誌』、五四葉。
29　竹森健二郎「福岡藩における非人の実相—『博多津要録』『福岡藩御用帳』から—」、『部落解放史ふくおか』第一一四号、二〇〇四年。
30　『角川日本地名大辞典　四〇　福岡県』、角川書店、一九八五年。「貧町の良法」、『福岡日日新聞』、明治一八年二月一三日など参照。
31　「□□町の流言」、『福陵新報』、明治二三年八月二二日。
32　「私立衛生会講話会」、『福岡日日新聞』、明治一九年六月二二日。
33　「窮民の状況」、『福陵新報』、明治二三年五月九日。
34　「乞食放逐」、『福岡日日新聞』、明治一八年八月三〇日。
35　「乞食、門立ち人の増殖」、『福岡日日新聞』、明治二三年六月二〇日。
36　「虎列拉の道筋」、『福陵新報』、明治二三年八月一七日。
37　「□□村の赤痢」、『福陵新報』明治二三年九月七日。
38　「衛生」、『福陵新報』、明治二四年四月一五日。

第二章　衛生政策と地方医師会

1 前掲竹原万雄『近代日本の感染症対策と地域社会』。
2 『九州大学五〇年史　通史』、一九六七年、二五頁。
3 『九州大学七十五年史　史料編　上巻』、一九八九年、七〇～七一頁。
4 同前、八一頁。
5 同前。
6 同前、八二頁。
7 同前。
8 「避病院の模様」、『福陵新報』、明治二三年八月一五日。
9 「□□町の流言」、『福陵新報』、明治二三年八月二二日。
10 「伝染病隠蔽の罪」、『福岡日日新聞』、明治二四年九月七日。
11 津田間「虎列剌患者ニ於ケル「カンタニー氏」食塩水ノ皮下注入実験」、『杏林之栞』第二巻第十一号、明治二三年一二月（九州大学大学史料室『九州大学大学史料叢書　第十三輯　杏林之栞（久留米大学医学図書館所蔵）一』、二〇〇五年、一四四～一四九頁所収）。
12 「本会記事」、『杏林之栞』第二巻第七号、明治二三年八月（前掲『大学史料叢書　第十三輯　杏林之栞（久留米大学医学図書館所蔵）一』、一九二頁所収）。
13 同前、一九二頁。
14 同前。
15 「当地の玄洋医会員」、『福陵新報』、明治二三年八月二〇日。

16 前掲津田間「虎列刺患者ニ於ケル「カンタニー氏」食塩水ノ皮下注入実験」。
17 同前。
18 「明治廿三年九月廿一日　第九回福岡市会議事日誌」、福岡市総合図書館所蔵マイクロフィルム『福岡市議会議事録』、94-19-004、コマ番号0970。
19 同前、コマ番号0971。
20 「福岡市の衛生組合」、『大日本私立衛生会雑誌』第八八号、明治二三年四月、六三五〜六三六頁。
21 「各町協議の要件」、『福陵新報』、明治二三年八月二八日。
22 「薬院町外十三町のコレラ予防法」、『福陵新報』、明治二三年八月二七日。
23 「橋口町東部のコレラ予防」、『福陵新報』、明治二三年八月二八日。
24 前掲「福岡市の衛生組合」。
25 「巡視係のお見込違い」、『福陵新報』、明治二三年九月四日。
26 出張所の設置期間は、八月五日〜九月二七日であった（前掲『福岡市誌』、六〇〜六三葉）。
27 前掲「明治廿三年九月廿一日　第九回福岡市会議事日誌」、コマ番号0975。
28 例えば新潟県でも、西洋医学に反発を抱くあまり、西洋医学を認めることになるコレラの病名を付けず、「傷寒」や「霍乱」という病名を付した漢方医や、地域住民との関係保持を優先してコレラを隠蔽した医師が存在したとされる（前掲竹原『近代日本の感染症対策と地域社会』、一七五頁）。
29 「知事の訓令」、『杏林之栞』第四巻第一号、明治二五年一月（前掲『大学史料叢書　第十三輯　杏林之栞（久留米大学医学図書館所蔵）一』、三〇六頁所収）。
30 「消毒法練習会を設く」、『福陵新報』、明治二六年年五月一四日。
31 「消毒法練習会ニ就テ」、『杏林之栞』第五巻第八号、明治二六年八月（九州大学大学史料室『九州大学大学史料叢書

第十四輯　杏林之栞（久留米大学医学図書館所蔵）二』、二〇〇六年、一一一頁所収）。

32　同前、一一一頁。

33　『福陵新報』、明治二六年七月九日、七月一三日、九月二六日、九月二八日。

『官報』、第三〇一五号（明治二六年七月一八日、一八九頁）、第三〇三一号（明治二六年八月五日、五七頁）、第三〇三三号（八月八日、八九頁）、第三〇三八号（八月一四日、一三九頁）、第三〇三〇号（八月一六日、一六一頁）、第三〇五八号（九月六日、四九頁）第三〇七二号（九月二二日、二三七頁）。

34　「消毒法練習会の効能」、『福陵新報』、明治二六年八月三日。

第三章　伝染病流行と公衆衛生施設

1　木戸麟の経歴については、丸山知良「医師木戸麟の近代社会への貢献」、『日本医史学雑誌』第二九巻第二号、昭和五八年。瀧澤利行「明治期健康思想と社会・国家意識」、『日本医史学雑誌』第五九巻第一号、二〇一三年などを参照した。

2　木戸麟『病名類別集』、如泉堂、明治一五年、国会図書館デジタルライブラリー。

3　木戸麟『産婆手引書』、明治一九年、京都大学貴重資料デジタルアーカイブ。高橋みや子「看護学教育における倫理教育の変遷」、『日本看護学教育学会誌』第一四巻三号、二〇〇五年参照。

4　木戸麟『虎列剌病　田舎消毒談』、明治一九年三月、国会図書館デジタルライブラリー。

5　木戸麟「独立衛生ノ説」、『大日本私立衛生会雑誌』第三二号、明治一九年一月。なお、前掲瀧澤利行「明治期健康思想と社会・国家意識」によれば、木戸麟の「独立衛生」の概念は、学問的な知見に基づいて衣食住の衛生を整えることとは大業成就の基盤であり、健康を維持する努力は、国家に頼ることなく自分で取り組むべきであるという考え方であり、長与専斎の「衛生自治」と比べると、公衆衛生よりも個人衛生の領域を重視する概念であったとされる。

6　「地方通信」、『大日本私立衛生会雑誌』第六一号、明治二一年、四八三頁。
7　「地方通信」、『大日本私立衛生会雑誌』第七七号、明治二二年、八六四頁。
8　同前。
9　「虎列刺予防法の要点」、『福陵新報』、明治二三年七月一六日。
10　「地方通信」、『大日本私立衛生会雑誌』第五八号、明治二一年三月、二四八～二五三頁。
11　「健康市街を造れ」、『九州日報』、明治三二年二月一八日～三月四日。
12　福岡県立図書館所蔵『官民必携　福岡縣衛生課法規全書』、明治三四年、五六三～五六四頁。
13　「明治二十年度福岡区第二期臨時会議事録」、福岡市総合図書館所蔵マイクロフィルム『福岡市議会議事録類』、94-19-003、コマ番号0217～0227。
14　同前、コマ番号0224。
15　同前、コマ番号0221～0223。
16　同前、コマ番号0224。
17　同前、コマ番号0221～0223。
18　同前、コマ番号0226。
19　同前、コマ番号0225。
20　同前、コマ番号0226。
21　「辻便所の改良」、『福岡日日新聞』、明治二〇年六月三〇日。
22　前掲『官民必携　福岡縣衛生課法規全書』、五七二頁。
23　「便所の調べ」、『福岡日日新聞』、明治二一年七月二四日。
24　「井戸便所の改良」、『福岡日日新聞』、明治二一年七月一四日。

25 「屎尿用の甕」、『福岡日日新聞』、明治二一年八月四日。
26 「不適当の便壺売捌」、『福岡日日新聞』、明治二二年八月二日。
27 「便壺購求の注意」、『福岡日日新聞』、明治二二年八月一五日。
28 「厠圊改良の説諭」、『福岡日日新聞』、明治二二年五月二二日。
29 前掲『官民必携　福岡縣衛生課法規全書』、五六八〜五七三頁。
30 「私立衛生講話会」、『福岡日日新聞』、明治一九年六月二二日。
31 「塵芥投棄の取締」、『福陵新報』、明治二一年七月二七日。
32 「私立衛生談話会」、『福岡日日新聞』、明治一九年六月二二日。
33 「塵芥取除け許可」、『福岡日日新聞』、明治一九年六月一七日。
34 「塵芥投棄場設置」、『福陵新報』、明治二一年七月二〇日。
35 「区内の清潔法」、『福岡日日新聞』、明治二三年三月一五日。
36 前掲『福岡市誌』、五八葉。
37 『市制七十周年記念刊行　福岡市史　第一巻　明治編』、福岡市発行、一九五九年、一一五八〜一一六二頁。
38 前掲『福岡市誌』、五八葉。
39 前掲「明治二十年度福岡区第二期臨時会議事録」、コマ番号0211。
40 「海岸の不潔」、『福陵新報』、明治二八年六月一九日。
41 「明治十二年共武政表（下）」、『明治徴発物件表集成　第6巻』、株式会社クレス出版、一九九〇年。
42 「屠牛場がコレラの原因との申立」、『福岡日日新聞』、明治一八年一一月三日。
43 「明治廿五年　第六回福岡市会議事日誌第二号」、福岡市総合図書館所蔵マイクロフィルム『福岡市会議事録』、94-19-07、コマ番号0344。

44 同前、コマ番号0345。
45 同前。
46 同前、コマ番号0348。
47 同前、コマ番号0346。
48 同前、コマ番号0346。
49 同前、コマ番号0347。
50 「明治廿五年　第七回福岡市会議事日誌」、福岡市総合図書館所蔵マイクロフィルム『福岡市会議事録』、94-19-07、コマ番号0392。
51 同前、コマ番号0393。
52 同前、コマ番号0394～0395。
53 同前、コマ番号0397。
54 同前、コマ番号0396。
55 同前、コマ番号0399。
56 「□□町屠獣場ニ係ル報道」、福岡市総合図書館所蔵マイクロフィルム『福岡市議会議事録類』、94-19-008、コマ番号0320。
57 「哀願の却下」、『福陵新報』、明治二六年一〇月四日。
58 「清潔掃除談」、『九州日報』、明治三四年四月一二日。
59 「明治三十一年二月十四日開会三月一日閉会　第二回福岡市会議事日誌」、福岡市総合図書館所蔵マイクロフィルム『福岡市議会議事録類』、94-19-014、コマ番号0210。
60 「明治廿六年　第七回福岡市会議事日誌第壱号」、福岡市総合図書館所蔵マイクロフィルム『福岡市議会議事録類』、

94-19-009、コマ番号0040。

61 同前、コマ番号0041。

62 同前、コマ番号0042。

63 同前、コマ番号0042。

64 同前、コマ番号0043。

65 同前、コマ番号0042～0043。

66 同前、コマ番号0043。

67 同前、コマ番号0043。

68 「明治三十五年十二月十七日 第十四回福岡市会議事日記」、福岡市総合図書館所蔵マイクロフィルム『福岡市議会議事録類』、94-19-019 コマ番号0391。

69 前掲『市制七十周年記念刊行 福岡市史 第一巻 明治編』、一一七五ページ。

第四章 伝染病患者の可視化という〈欲望〉

1 例えば、大石嘉一郎『近代日本の地方自治』、東京大学出版会、一九九〇年など参照。

2 「真症虎列拉」、『福陵新報』、明治二三年六月二〇日。

3 「博多の虎列拉」、『福陵新報』、明治二三年七月二九日。

4 「市内コレラの誘因」、『福岡日日新聞』、明治二三年八月二四日。

5 「市内コレラ其消息」、『福岡日日新聞』、明治二四年九月一八日。

6 「山笠当番町の失望」、『福陵新報』、明治二八年八月二日。山笠は、明治六（一八七三）年～明治一五（一八八二）年

までの一〇年間、旧来の祭りや慣習は弊害あっても一利無しという理由で、明治政府の指示のもと、県が禁止令を出している。
7 「□□村の虎列拉病」、『福陵新報』、明治二三年七月二七日。
8 「□□町の流言」、『福陵新報』、明治二三年八月二二日。
9 「屠牛場がコレラの原因との申立」、『福岡日日新聞』、明治一八年一一月三日。
10 「赤痢蔓延」、『福陵新報』、明治二五年八月一七日。
11 「□□村の赤痢」、『福陵新報』、明治二三年九月七日。
12 「隠蔽コレラ」、『福陵新報』、明治二三年八月二八日。
13 同前。
14 「投書　其筋に御説明を望む」、『福陵新報』、明治二三年八月一九日。
15 「□□町の流言」、『福陵新報』、明治二三年八月二二日。
16 「熊谷医学士の虎列拉原因取調談」、『福陵新報』、明治二三年八月八日。
17 「訓導コレラに罹り自刃す」、『福岡日日新聞』、明治二三年九月四日。
18 「避病院は百花爛漫たり」、『福岡日日新聞』、明治二三年八月一五日。
19 この住職は、復権同盟発起人総代の島津覚念を長男、大坂西成郡渡辺村の寺院住職・横川峰月を次男とする四人兄弟の三男である。
20 「誤診のゴタゴタ」、『福陵新報』、明治二三年八月二七日。
21 『日本杏林要覧』、日本杏林社、明治四二年、一一五八頁、国会図書館デジタルライブラリー。
22 「井上侃斎氏の迷惑」、『福岡日日新聞』、明治二三年八月二九日。
23 同前。

24　後年、住職長男が寺院の後継者をめぐる問題で本願寺に提出した書類には、「前住職は明治二三年八月二四日に死去したが、赤痢病であったため、葬式は一〇月九日に行った」（『九州日報』、明治四〇年二月六日）と記されている。しかし、「福岡日日新聞」に掲載された同じ問題を取り扱う記事は、「前住職は明治二三年八月二四日にコレラにかかり、交通遮断の隔離室において病没した」（明治四〇年一月一六日）と述べている。

25　ここでいう「過去の記憶」とは、社会学における「集合的記憶」あるいは「社会の記憶」を想定したものである。例えば、ポール・コナトン／芦刈美紀子訳『社会はいかに記憶するか―個人と社会の関係』（新曜社、二〇一一年）は、「社会の記憶に限っていえば、過去のイメージは現在の社会秩序を一般に正当化することを強調したい。どんな社会秩序であれ、それに従う者たちが記憶の共有を前提条件とすることは暗黙のルールである」（四頁）という仮説を示している。本書では、この仮説に基づいて、例えば「屠殺後数後日を経過した牛肉」を食べるという当時の社会秩序のなかでは容易には理解しがたい行為について、それを理解するために「過去の記憶」が動員されたという捉え方をしている。

26　前掲『福岡市誌　全』、四九葉。

27　「乞食放逐」、『福岡日日新聞』、明治一八年八月三〇日。

28　「懇々の説諭」、『福岡日日新聞』、明治二三年六月三日。

29　「福岡区長の諭達」、『福岡日日新聞』、明治一八年一二月二五日。

30　「乞食駆逐」、『福岡日日新聞』、明治二三年九月七日。

31　同前。

32　「区内コレラ発生」、『福岡日日新聞』、明治一九年八月三日。

33　石瀧豊美「生きることが闘いだった！水平社以前・黎明期の解放運動―解放令、筑前竹槍一揆、復権同盟、九州平民会、鎮西公明会―」、公益社団法人福岡県人権研究所『リベラシオン』第一五三号、二〇一四年。同「復権同盟と九州平民会」、『部落解放史・ふくおか』第九二号、一九九八年など参照。

34 「彼も又人なり」、『福陵新報』、明治二三年九月五日。なお、安場の通達を掲載するのにあたって、この記事では、「四肢あり、五官あり、知能・分別、寸毫の差異なくして、旧時は穢多と呼び、今尚新平民と称し、以て常人と区別す、社交上の圧制、蓋し酷なりと謂うべし。安場明府大に茲に見るあり。本月二日、彼れ新平民に就いて、其向々の人々へ、諭す所ありたりと聞く其全文左の如し」という前書きを述べている。
35 同前。
36 「新平民の集会決議」、福岡日日新聞、明治二二年五月一九日。
37 「鮎を進呈したし」、『福陵新報』、明治二三年六月六日。
38 「奇書　世ノ教育者宜シク眼ヲ新平民ノ頭上ニ注グ可シ　筑前西僻　芙蓉山人」、『福陵新報』、明治二三年九月一一日。
39 同前。
40 同前。
41 同前。
42 「衛生」、『福陵新報』、明治二四年四月一五日。
43 「□□村の赤痢」、『福岡日日新聞』、明治二四年九月一九日。

第五章　伝染病対策と被差別部落の差異化

1 前掲安保則夫『近代日本の社会的差別形成史の研究―増補『ミナト神戸　コレラ・ペスト・スラム』―』。前掲小林丈広『近代日本と公衆衛生―都市社会史の試み―』。前掲友常勉「明治期の衛生政策と東京の被差別部落（上）（下）」。黒川みどり「〝都市部落〟への視線―三重県飯南郡鈴止村の場合―」、『都市下層の社会史』解放出版社、二〇〇三年など参照。
2 人種主義として部落問題を把握する視座が黒川みどりによって提示されて以降、近代の「異種」認識と前近代から存在した「異種」「種姓」の言説にはどのような違いがあるのかという問題は、近代部落史の重要なテーマの一つとなった。このテーマをめぐって、関口寛「賀川豊彦の社会事業と科学的人種主義―近代日本における〈内なる他者〉をめぐる認識と実践」（坂野徹・竹沢泰子『人種神話を解体する　2　近代と科学の智』東京大学出版、二〇一六年）は、近代の「異種」認識を構成するものとして、「変質」「退化」の概念を検証した。

3　加来数馬の略歴は、『鞍手郡誌　下巻』、一九七四年、八九頁。京築文化考出版会編『京築文化考　1』、海鳥社、一九八七年、七二頁。『直方碑物語』、直方市発行、一九八五年、四八～四九頁など参照。

4　前掲『九州大学七十五年史　史料編　上巻』、七五～七六頁。

5　同前、七九～八〇頁。

6　「九州医学会開設主旨」、『杏林ノ栞』第四巻第四号（前掲『九州大学資料叢書　第十三編』、三三二頁所収）。

7　九州医学会の創設は、熊本・長崎・福岡各県で誕生した医学会の問題意識が合流するなかで開設された。その運営を実質的に担ったのも熊本・長崎・福岡各県の医学会であった。熊本・長崎両県の医学会の誕生経緯は、次に見る通りである。

熊本県では、明治一三（一八八〇）年に東京で輔元会が発足し、その後、熊本県で発足した医事会と合流して、輔元会東京部と輔元会熊本部が誕生した。そして、『輔元会雑誌』編集者・北里柴三郎の欧州留学をきっかけに、同会本部は熊本に移され、同二二（一八八九）年に熊本医学会と改称、本部を私立熊本病院に置いた。さらに、同二七（一八九四）年、熊本県医学会へと組織を改め、会長には田代文基（公立北岡病院長）が就任した。

長崎県では、明治一七（一八八四）年に長崎医会が結成、同二三（一八九〇）年に長崎県医会が設立された。長崎県医会は、議長を吉田健康（長崎病院長、後に第五高等中学校医学主事）、副議長を西道仙（開業医、長崎市議会議員）が務め、本部は長崎病院内に設置された。

なお、ここでは岡村良一「明治以降昭和二十年までに熊本で発行された医学医事雑誌」、『日本医史学雑誌』第四七

巻第一号、二〇〇一年。石戸頼一『大日本医家実伝』一八九三年。宿輪亮三『長崎県伝染病史』、昭和堂、二〇〇六年などを参照した。

8 第一回九州医学会の開催時に定められた「規約大要」(「九州医学会開設主旨」、『杏林ノ栞』第四巻第四号、前掲『九州大学大学史料叢書　第十三編』、三三二ページ所収)では、演説の題目について次のような希望が述べられている。

一　当日の演説・談話に関する題目は、各自が自由に選ぶものにするが、可及的、次の諸病に関する論理・実験・標品を提出されることを希望する

一　コレラ　一　腸チフス　一　赤痢　一　乳糜尿　一　象皮病

一　梅毒　一　ヂストマ　一　レプラ

9 杉本玄應「コレラ病ノ実験」は、「貧賽ノモノ及ビ労神苦慮スルモノ之レニ罹リ易ク、高貴ノ人及ビ心神ヲ疲労セシメザルモノハ、之レニ威スルコト少シ、酒客ハ感受シ易ク、且ツ重症ニ陥リ易シ、或ハ謂ヘラク此病ヲ恐怖スルコト過激ナルトキハ、却テ伝染ノ誘因ヲナス」(『第二回九州医学会誌』、明治二六年、七八〜七九頁所収、国会図書館デジタルライブラリー)というように、「感受」という言葉を用いて感染における個人の素因に注目している。コレラ感染の原因として個人の素因に注目することは、当時において決して珍しいことではなかったが、加来数馬の場合は、それをペッテンコーフェルとコッホの論争を整理するなかで行い、さらには遺伝による個体差という理解で、感染のすべてを説明できると考えたところに大きな特色があった。

10 前掲黒川みどり『創られた「人種」―部落差別と人種主義』。

11 『東京大学百年史　通史一』、昭和五九年、四九一頁。

12 加来数馬「新平民と虎列刺」、『杏林ノ栞』第六巻第八号(前掲『九州大学大学叢書　第十四編』二六〇〜二六一頁所収)。『第三回九州医学会誌』所収の加来数馬「新平民と虎列刺」は、同誌七八〜八五頁に掲載、国会デジタルライブラリー参照。

13 野口道彦『部落問題のパラダイム転換』、明石書店、二〇〇〇年、七七頁。
14 前掲加来数馬「新平民と虎列刺」。
15 加来数馬「虎列刺病ニ於ケル血統上ノ関係ニ就テ」、『杏林ノ栞』第五巻第一一号（前掲『九州大学大学叢書　第十四編』一四四〜一四五頁所収）。なお、国会図書館デジタルライブラリーを通じて閲覧することができる『第二回九州医学会誌』所収の加来数馬「虎列刺病ニ於ケル血統上ノ関係ニ就テ」は、同誌九〇〜九七頁に掲載されているが、九一頁は別頁が綴じられており、実際は欠頁になっている。
16 同前。
17 前掲加来数馬「新平民と虎列刺」。
18 前掲加来数馬「虎列刺病ニ於ケル血統上ノ関係ニ就テ」。
19 前掲加来数馬「新平民と虎列刺」。
20 前掲加来数馬「虎列刺病ニ於ケル血統上ノ関係ニ就テ」。
21 同前。
22 福岡県立図書館所蔵『福岡県統計書　複製版』、明治一九年、同二三年、同二四年を参照。
23 前掲加来数馬「虎列刺病ニ於ケル血統上ノ関係ニ就テ」。
24 同前。なお、この類例はもとの史料では次のように記されている。

第一　〇〇某族明治十九年ノ流行ニ長男ヲ侵シ二十四年ニ長女及ヒ次女ヲ侵シ且ツ仝時ニ居ヲ異ニセル叔父仝姓何某ヲ侵シタリ

第二　〇〇某族明治十九年長男某ハ本病ニテ斃レ二十四年ノ流行ニ父某亦本病ニ侵サレシモ幸ニシテ治癒セリ

第三　〇〇某明治十九年ノ流行ニ本病ニ罹リテ死没シ二十三年ノ流行ニ其姪ナル〇〇某病ンテ斃レ二十四年叔父（第一患者ノ叔父）〇〇某病シテ没セリ

第四　〇〇某明治十九年ノ流行ニ侵サレ二十四年従弟ナル〇〇某病ンテ没セリ
第五　〇〇某明治十九年本病ニ罹リ全治シ二十四年従弟仝姓某病ンテ亦全癒セリ

25　同前。
26　同前。
27　前掲加来数馬「新平民と虎列剌」。
28　同前。
29　同前。
30　同前。
31　同前。
32　同前。
33　中村不能斎「穢多非人考」、『学芸志林』第一七巻、明治一八年七月発刊。
34　同前。
35　前掲加来数馬「新平民と虎列剌」。
36　同前。
37　同前。
38　同前。
39　同前。
40　同前。
41　タッシナリー「煙草の病菌に及ぼす作用」、『大日本私立衛生会雑誌』第一二七号、明治二六年三年一二月。
42　「煙草と虎列剌病」、『福岡日日新聞』、明治二三年八月二八日。

43　「コレラと煙草の関係」、『福岡日日新聞』、明治二八年六月二九日。
44　「煙草の殺菌力に就いて」、『中外医事新報』第一四五号、明治二八年六月。
45　前掲加来数馬「新平民と虎列剌」。
46　同前。

絵図・写真出典

①西中島橋と枡形門　ポップカルチャースタジオ未来図（就労継続支援B型事業所）作成。

②共進会本部（のち福岡市議事堂）　ポップカルチャースタジオ未来図（就労継続支援B型事業所）作成。

③福岡病院　ポップカルチャースタジオ未来図（就労継続支援B型事業所）作成。

④コレラ患者の搬送　『明治博多往来図会』（一般財団法人西日本文化協会）より改変。

⑤新しい患者搬送器具　『大日本私立衛生会雑誌』、明治二三年、八八号。

⑥博多の水売り　『明治博多往来図会』（一般財団法人西日本文化協会）より改変。

⑦牛の肥料とり　『明治博多往来図会』（一般財団法人西日本文化協会）より改変。

⑧座頭さん　『明治博多往来図会』（一般財団法人西日本文化協会）より改変。

⑨六十六部さん　『明治博多往来図会』（一般財団法人西日本文化協会）より改変。

⑩淡島さん　『明治博多往来図会』（一般財団法人西日本文化協会）より改変。

⑪門付　『明治博多往来図会』（一般財団法人西日本文化協会）より改変。

⑫山伏　『明治博多往来図会』（一般財団法人西日本文化協会）より改変。

⑬猿まわし　『明治博多往来図会』（一般財団法人西日本文化協会）より改変。

⑭お稲荷さん　『明治博多往来図会』（一般財団法人西日本文化協会）より改変。

⑮いざり　『明治博多往来図会』（一般財団法人西日本文化協会）より改変。

⑯狂女　福岡市博物館所蔵。執筆者撮影。

⑰士族のなれのはて　福岡市博物館所蔵。執筆者撮影。

⑱屠牛場まで牛をひいて歩くひと　『明治博多往来図会』（一般財団法人西日本文化協会）より改変。

⑲犬捕り　『明治博多往来図会』（一般財団法人西日本文化協会）より改変。なお、本来の絵のタイトルは『「犬ころし」。

あとがき

本書の出発点になった最初の論文は、二〇二〇年三月一日発刊、「明治一三年の感染症流行と部落問題について—福岡市を事例に—」、『リベラシオン』第一七七号である。書き始めた頃、新型コロナはまだ正式に発見されていなかった。ましてや、史料調査を開始した二〇一六年当時、コレラやペストに匹敵する感染症が、私の生きている時代に登場することを想像もしなかった。論文を執筆していながら、私はもっとも大切な当事者意識が希薄であった。

ほどなく国内のニュースは新型コロナで一色になり、どこの国のひとを入国制限したとか、どこで誰が何をしてクラスターが発生したかという報道が流れ、私は胸騒ぎをおぼえた。社会的に感染症患者として名指しされる恐怖が広まっていけば、いつしか「病気を広めているのは、秩序に従わないあいつらである」という論理によって、信念というものが乏しい私の心も、他者への憎悪に塗りかえられる日が来てしまうかもしれない。

コロナ禍のなかで、私の歴史を見る目を鍛えなおさなければ、なにが起きているのかがわからなくなる。そのような思いから収集した史料を読み返した。すると、「コロナ差別」の原風景が近代日本のコレラ対策のなかに浮かびあがってきた。そして、このとき社会の秩序に従わない者として、憎悪をぶつける候補者にされたのが、伝統的にマジョリティの社会秩序から外された被差別部落の人びとであった。被差別部落の人びとの暮らしは、生きることが闘いだった。

大きな歴史の流れを言えば、衛生や就学が近代社会の価値観として定着していくなかで、被差別部落の人々はその価値観や社会秩序から「逸脱」した集団として〈発見〉され、その「逸脱」した習慣・行為の側面が被差別部落の本質であると語られることによって、部落差別は始動する。

しかし、本書が対象とする明治二〇年代前半という時期は、厄介なことにそれほどしっかりと近代社会の価値観が浸透していなかった。衛生に関していえば、この価値観が形成され、同時に相互監視が始まる時期こそが明治二〇年代前半であった。つまり、部落差別を始動させる因子である衛生観の形成と、部落差別が始動する近代的な原点の両方を、本書は叙述しなければいけなかった。

第一章は、最初の論文を大幅に修正したものである。本書全体にかかわることだが、修正内容は、主として、①史料はすべて現代語訳にすること、②地名は基本的に市や郡までの表記にとどめることであった。史料の改竄として、誹りを受けるかもしれない行為に最初は大きな抵抗感があったが、そのぶん議論の輪が広がることを願ってやまない。

第二章は、福岡市では巡視掛を置き、臨時衛生委員会―町衛生委員会―衛生組合という医療行政・衛生行政・地域社会を連結する指令系統の監視機能を具備した点を指摘できたことは、住民相互による監視社会のはじまりを捉えるうえで、少なからず意義があったと思う。また、地方医師会の衛生政策へのかかわりを描くことができたのも成果のひとつと考える。ただ、衛生組合に関してはもう少し検討するべき問題があった。

第三章は、公衆衛生施設という具体的な事物の整備・移転に関して、その議論の前提になる論理と議論の内容、実施の具体的過程を検証したという意味で、当時の衛生観の浸透過程を、従来の研究とは別角度から接近する珍しいタイプの論考になった。思いがけず面白いものになったと自画自賛しておく。

第四章は、とにかく力不足を否めない。旧い差別意識のうえに、新しい差別意識が重なっていく過程を、主として「物乞い」に対する排除意識の変容という視点で描いてみたいと思ったが、史料を新聞報道に頼ったツケを最後まで回収することができなかった。この点については、今後の課題とさせて頂きたい。

第五章は、コレラ流行期に地域医療に従事しながら、当時としてはアカデミックな研究報告を行った加来数馬という人物の個性に関係して、読みものとしての面白さをわりと創り出せたのではないかと思う。ただ、加来数馬の交友関係や地域活動の状況、その思想的な由来・影響関係などに分けいるまでには至らず、その歴史的な位置づけは明確にできなかった。

本書の出版には、数多くの方のご指導・ご助力を賜りました。原田博治さん、新谷恭明さん、森山沾一さん、小正路淑泰さん、塚本博和さん、ZOOMを通じて議論に付き合って下さった佐喜本愛さん、編集担当の田中美帆さん、表紙絵を描いて下さったポップカルチャースタジオ未来図さん、福岡市博物館、福岡県立図書館、福岡市総合図書館、福岡市議会図書館、九州大学図書館医学分館の職員の方々に大変お世話になりました。記して、感謝を申し上げげます。

二〇二二年三月

関　儀久

【著者略歴】

関　儀久（せき よしひさ）
一九七七年和歌山県生まれ。
福岡県立大学人間社会学部卒業、九州大学大学院人間環境学府発達・社会システム専攻博士後期課程単位取得満期退学。
現在、福岡県中学校教諭。

感染症と部落問題　―近代都市のコレラ体験―

2022年6月24日　初版発行

著　　者　関　儀久
編集・発行　公益社団法人　福岡県人権研究所
発 行 人　新谷恭明
〒812-0046　福岡市博多区吉塚本町13-50 福岡県吉塚合同庁舎4階
TEL（092）645-0388　FAX（092）645-0387
（URL）http://www.f-jinken.com/　（E-mail）info@f-jinken.com
振替　01760-9-011542番・福岡県人権研究所
ISBN 978-4-910785-05-9　C0036
定価　3300円（10％税込）（本体3000円＋税）

印刷・製本　青雲印刷